AF434516

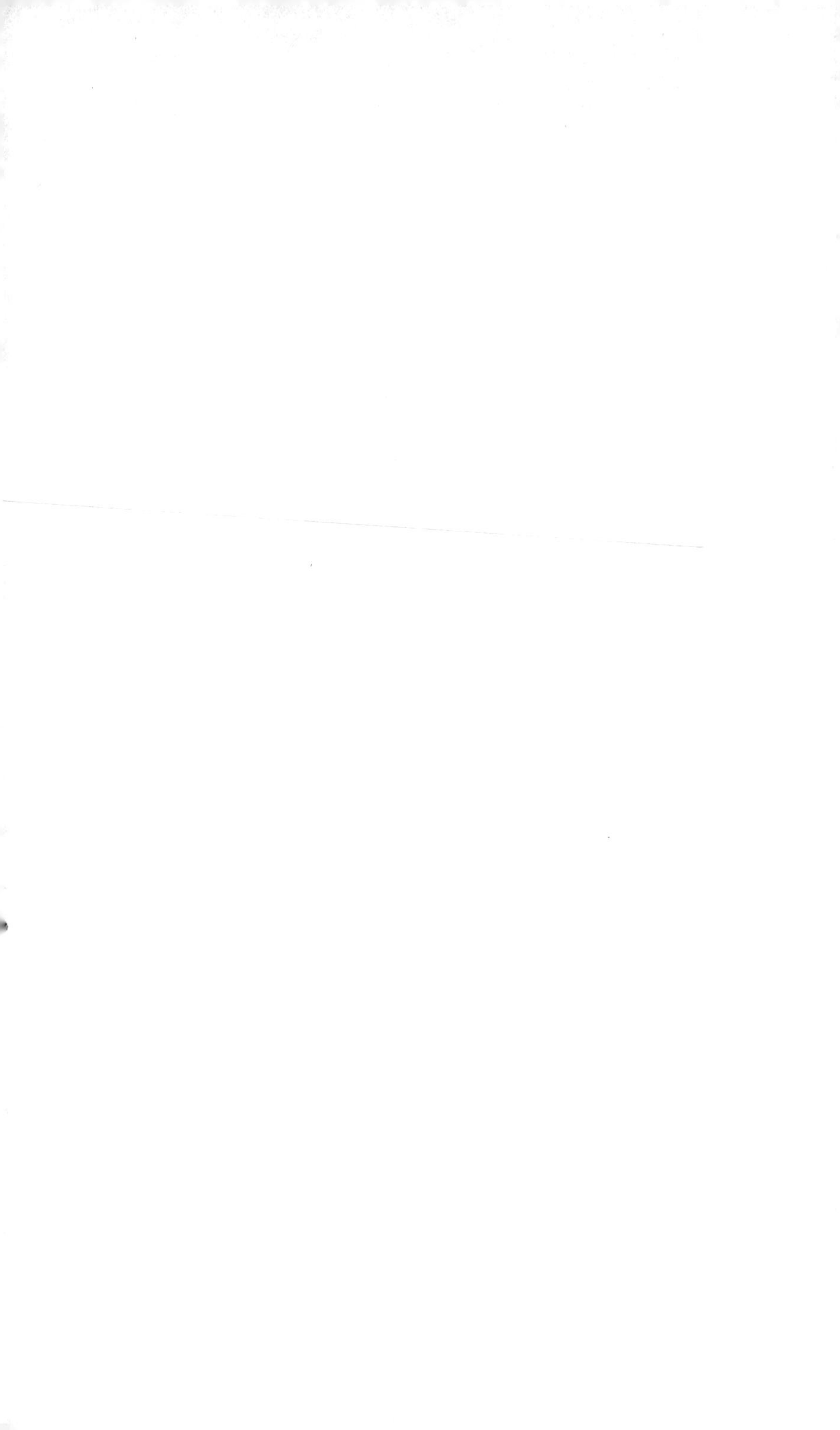

¿Morir duele?

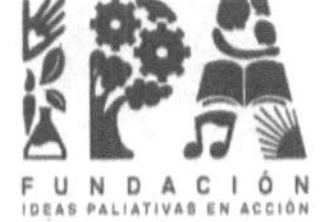

¿Morir duele? / Alejandro Nespral - 1ª ed . -
San Carlos de Bariloche: Fundación IPA, 2019.
120 p. ; 20 x 13 cm.
ISBN 978-987-47234-0-6
1. Cuidados Paliativos. 2. Medicina. I. Título.
CDD 616.029

EDICIÓN Y DISEÑO EDITORIAL: Melisa Wortman

GESTIÓN EDITORIAL: Fundación IPA

ILUSTRACIONES: Nadia B. M. L.

APORTES DE DISEÑO: Adrián Candelmi

CORRECCIÓN: Mercedes Martín

GESTIÓN DIGITAL: Sofía Olguín

¿Morir duele?

Alejandro Nespral

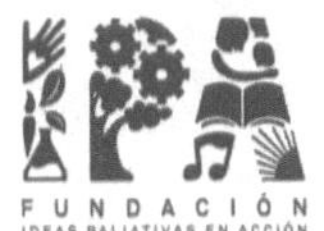

No es que Morir nos hiera tanto —
Es el Vivir — que hiere más —
Pero Morir — es un modo diferente —
Un Modo detrás de la puerta —

La Sureña Costumbre — del Pájaro
Que antes de que lleguen las Heladas —
Acepta una Latitud mejor —
Nosotros — somos los pájaros — que se quedan.

Somos los Temblorosos ante la puerta de los Granjeros —
Cuya renuente Migaja —
Aceptamos — hasta que las Nieves compasivas
Persuaden a nuestras Plumas para que vuelvan a Casa.[1]

---

1. Traducción de Rolando Costa Picazo, en R. Costa Picazo (ed.) (2011). *Emily Dickinson: Oblicuidad de luz (95 poemas)*, Biblioteca Javier Coy de Estudios Norteamericanos, Universidad de Valencia.

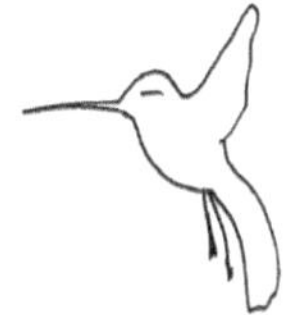

'Tis not that Dying hurts us so—
'Tis Living—hurts us more—
But Dying—is a different way—
A Kind behind the Door—

The Southern Custom—of the Bird—
That ere the Frosts are due—
Accepts a better Latitude—
We—are the Birds—that stay.

The Shrivers round Farmers' doors—
For whose reluctant Crumb—
We stipulate—till pitying Snows
Persuade our Feathers Home.

Emily Dickinson, 1862

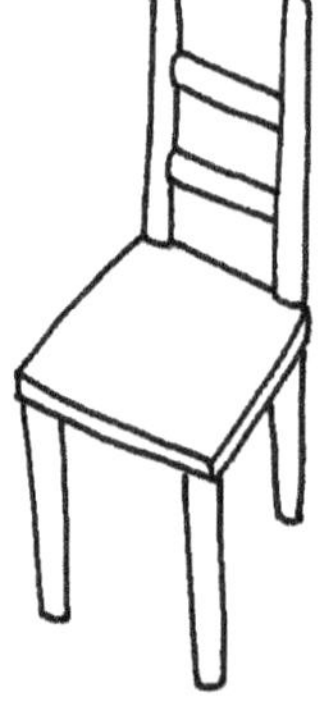

ÍNDICE

Palabras preliminares

Alejandro Nespral

Fui un estudiante de Medicina infeliz. Había elegido la carrera con cierta inconsciencia, con un apuro innecesario: a los pocos meses de haber recibido el diploma de egreso del colegio secundario ya estaba sentado en una de esas aulas gigantes de la facultad. Veía cómo la gran mayoría tomaba apuntes frenéticamente y disfrutaba con cada maravilla de la Biología. Yo, con más entusiasmo que pasión, estaba en la carrera y corría, sobre todo corría.

Los años fueron pasando y la Medicina –eso que yo imaginaba que podía ser la Medicina– no llegaba. Como el horizonte, que se escapa con cada paso. Y así transcurrieron muchos años, hasta que un día me sucedió algo. A quien le haya pasado algo así me entenderá.

Sin buscarlo, me encontré con un área dentro de la Medicina que le dio sentido a tantas horas, tantos exámenes y tanto esfuerzo: los Cuidados Paliativos. Y desde ese momento, mi vida –especialmente mi vida de médico– fue haciéndose de otra manera. Mejor dicho: convirtiéndose en otra cosa.

Y una vida se puede contar de muchas maneras. Con fechas, fotos, con fracasos y recuerdos. Hace algún tiempo (sé que sería tan poético decir "una tarde mientras caminaba por ahí..." pero no, solo "hace algún tiempo") comencé a darme cuenta de que cuando contaba mi vida, mi método era hacerlo a través de las historias que viví. Un ejército de historias que me ayudan a saber quién soy cuando me desoriento: relatos que me van señalando el camino para llegar hasta hoy, escenas que fueron y van apareciendo como pueblos y ciudades al costado de la ruta mientras voy andando mi vida profesional.

Este libro son mis ganas de contarlas.

Me gustaría decir "una tarde mientras veía el atardecer...", pero no, no sé cuándo fue. En este último tiempo también comencé a darme cuenta de que no siempre las contaba igual. A veces se mezclaban nuevos detalles, otras veces algún personaje cambiaba o algún texto desaparecía para transformarse en otro. No sé si es mi memoria que se va poniendo perezosa o el simple aburrimiento por no contar un cuento siempre igual. Pero lo que hace un tiempo descubrí fue otra cosa: me estaba empezando a olvidar esas historias que me dieron identidad. La memoria es a veces una pila de papeles que el paso del tiempo desordena.

Me preocupé. Imagínense: fue ver cómo el álbum de fotos de mi pasado se iba quemando y yo ahí, como testigo de un pedacito de vida que lentamente se desdibujaba. Ese día (sería grandioso poder decir que "justo estaba escuchando una canción que hablaba del fuego o los recuerdos", pero no, "ese día, que fue un día cualquiera"), me propuse comenzar a escribir esas historias: un intento por atraparlas antes de que se perdieran en la red del olvido, un ejercicio profundo por resguardar pedacitos de vida. Entonces, me senté y me encontré con lo de siempre: una hoja en blanco.

No era ni un papel, ni un block, ni una anotadora. Era la pantalla silenciosa y pálida de esta computadora. Me pasó lo mismo que tantas veces a la hora de dar un examen para el que tanto había estudiado: mi mente en blanco. ¿Qué cuento? ¿Cómo lo hago?

Viajé en el tiempo, reviví imaginariamente cada una de estas historias, evoqué a las personas que les dieron vida. Esforcé mi memoria y me inundé de emociones, recuerdos y momentos. Entonces fue que surgió una historia y después otra.

Estos relatos son la hoja de ruta de mis últimos años de médico. Me gustaría decir "diez años exactos", incluso quizás tendría una potencia simbólica incalculable contar las fechas y darme cuenta de que se cumple una década de la primera historia algún día de estos, pero no. Diez años, años más, años menos.

Pero ahora que las veo escritas, confirmo lo que había intuido: estas historias dibujan el mapa que recorrí para llegar hasta acá. Eso es lo lindo de algunos mapas: no sabemos que los estamos andando hasta que llegamos a destino.

Claro que hay más historias que estas. Pero no sé, quizás no las supe escribir o todavía no era el momento de llevarlas al papel. Algunas deben estar muy guardadas o se me deben haber traspapelado en esa pila que les decía.

No todas sucedieron tal cual las van a leer, no se crean. Algún personaje cambiado por aquí, un nombre inventado por allá. Hice el ejercicio, sin embargo, de ser muy fiel a cada recuerdo. Pero la literatura me ayudó a cuidar a las personas que les dieron vida a los hechos. Las razones las saben ellas, algunos más y yo.

Sólo tengo palabras de agradecimiento y admiración para cada persona, cada relato y cada detalle. Estas historias cuentan escenas tristes, pérdidas, despedidas, abrazos, sonrisas, reflexiones, amores gigantes, personas, rincones y enseñanzas. A fin de cuentas, la vida.

Acá estoy, acá soy. Todo esto que sucede en las próximas hojas guarda una razón invisible, como un hilo, que me tiene atado a estas historias. A cada una de ellas, va mi abrazo.

Hay algo que sí sé con exactitud: afuera está amaneciendo con el cielo rosado, la primavera está por llegar y las montañas siguen en silencio. Adentro, mis manos todavía no terminan de entrar en calor, no suena ninguna música, es temprano y algunos todavía duermen.

BARILOCHE, SEPTIEMBRE DE 2018

Palabras de la editora

Melisa Wortman

Una niña de 10 años rompe en llanto en la mesa familiar: no entiende qué es la guerra. Le explican que son cosas que suceden lejos, "a otras personas". Todo se siente exótico. La muerte habla otra lengua. Pero unos meses después, despierta con el sacudón en su ventana. Una bomba acaba de explotar en su ciudad. El televisor le dice que pasa también a pocas cuadras, a personas como ella, que con la misma lengua nombran ese invierno. Es 1994. La niña –atónita– decide en ese instante que va a estudiar Medicina.

Otros diez años pasan y ahí está, de guardapolvo blanco. Fantasea desde una década atrás sobre cómo será la primera vez que vea un muerto. Ha conocido a tres bisabuelos, sus cuatro abuelos y abuelas están vivxs, nunca antes ha visto un cadáver humano. Sobrevive al olor a formol, al peso descomunal de las partes muertas, a que nadie ofrezca acompañar a lxs estudiantes en esta primera vez de tocar y oler lo siniestro. ¿Cómo es posible que nadie se sienta asomando a un abismo existencial? Sobrevive, pero sufre: falta poesía en esos espacios. Ahí se forman personas que han decidido ser expertes de la vida imponiéndose, que han elegido desafiar la entropía del Universo, burlarse de la destrucción, poner la ciencia y su humanidad al servicio de la vida. Cómo no sostener el asombro ante la maravilla del cuerpo humano, su resiliencia, su potencia, su deseo, su integridad junto a partes menos tangibles y más desconocidas. Pero también cómo no abrazar la imperfección, el desgaste, la realidad de lo finito, lo inexorable, la maravilla de la entrega de un alma que cede su materialidad para bucear en otros planos, ese modo humano de formar parte de algo más grande que nuestra existencia. Quiere también que le enseñen cómo hablar de aquello que no se puede medir, que no se puede mejorar, cómo incorporar a su cultura la atención a un saber más ancestral, cómo se hace para bienvenir una despedida. Pero no hay lugar para eso. En los primeros años de facultad todo lo ocupa una mirada ingeniera sobre los cuerpos, un entorno teñido de intereses comerciales que dialoga demasiado de cerca con la ética[1] y la tácita prerrogativa de sostener la vida a cualquier costo.

Pasan más de diez años más, y esa niña ya no estudia Medicina. Ha sido socorrista y Payamédica, sabe cómo huele un hospital, ha escrito un libro sobre la muerte que parece para niñxs pero les habla a lxs adultxs, para que atiendan la naturalidad con la que lxs niñxs asisten al fin de los ciclos. Esa niña es una mujer que en las derivas de internet ve una charla TED de un médico de hablar pausado y firme que comparte su mirada sobre cómo hablar de la muerte

---

1. *Hipócrates* y la *hipocresía* no comparten etimología pero sí se sientan a la mesa de ciertos actores de la salud, cómo desconocerlo.

con lxs niñxs: desde sus años en la praxis cotidiana del arte y la artesanía del cuidar, habla de no subestimarlxs, de hablarles directo, sin eufemismos, de confiar en su intuición y en que están preparadxs. Esa niña es una mujer que detecta enseguida la ternura distópica, que resalta el doble en una persona que es parte de una profesión tantas veces asociada a la distancia, a la frialdad, a cierto rigor que la valida (se mezcla la historia de las palabras "rigurosidad" y "rigidez"). La invade una curiosidad: ¿cómo es que en épocas de éxitos medibles y comparables hay profesionales de la salud que eligen una especialidad con un resultado casi único e inevitable? ¿Cómo es que, pudiendo dedicarse a rescatar la semilla de lo vital, alguien decide pararse de frente a esa puerta que nadie quiere abrir? Tiene que haber un tiempo otro, donde el ritmo es sólo una inercia calma. Debe haber una alquimia preciosa de empatía, paciencia, pausa, seguridad. Debe haber mucha más de esta ternura que se filtra en una pantallita. Debe haber un corazón muy grande ahí.

Esa niña es ahora una editora, que confía en el poder multiplicador de la palabra, y que –detectada la ternura y entrevista su potencia– ya no puede dejar de buscar el contacto con ese médico. Quiere descubrir la persona que hay ahí y, si hay ganas, bucear en sus notas, en sus recuerdos, en las personas que acompañó. Intuye que en ese recorrido hay historias de misterio y compasión, historias revolucionarias en un mundo que se levanta cada día para sostener la juventud y la belleza, intuye que hay un montón de historias detrás de esta vida que elige un estado de excepción cotidiano: su materia prima es el dolor físico (vaya prisión si puede haber una), el dolor del alrededor, la inexorabilidad de la existencia humana materializándose en cada vida y en cada muerte, únicas e irrepetibles. Alguien, por fin, que no tiene miedo de hablar, escribir, ponerle el cuerpo, el corazón, hacer posible el Buen Morir.

No se equivoca. Hace contacto. Y sí: había un montón de material que solo esperaba la chispa que diera lugar al fogón alrededor del que esas historias pudieran contarse.

Bienvenido este libro que, como el fuego, quema y cocina, nos hace doler y nos cobija. En fin, bienvenido este libro transformador.

VALLE DE TRASLASIERRA, ABRIL DE 2019

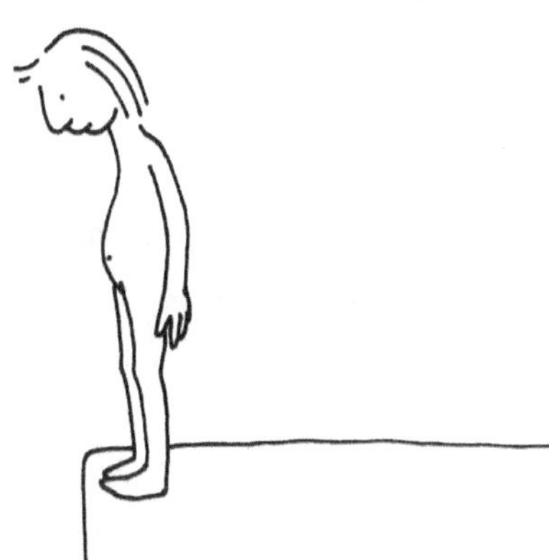

Lo sé.
Ella está en ningún lugar, ¿no?
Pero ponete esto en la cabeza:
prefiero estar
en ningún lugar con ella
que en algún lugar sin ella.

Ricky Gervais,
en la serie *After Life*

*A Martín,
por enseñarme a hacer otras preguntas.*

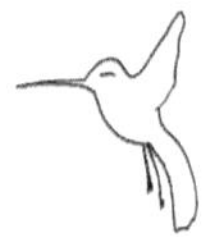

¿Quién está con el paciente de la cama 4?

Mi primer encuentro con los Cuidados Paliativos fue hace unos diez años y fue un flechazo. Como en las películas, cuando él la ve pasar a ella caminando por la calle y se frena a mirarla, fascinado, como quien cree haber visto un milagro a plena luz del día.

Para esa época, yo era médico residente de Pediatría; pasaba más horas dentro del hospital que afuera, corría detrás de los libros, incorporaba indistintamente nombres de bacterias, dosis de remedios y explicaciones fisiológicas como si fuera un niño aprendiendo a hablar un idioma nuevo, intentando retener cuanto dato se me cruzaba. Hacía todo lo posible, digamos, para transformarme en un "médico de verdad".

La residencia son esos tres o cuatro años donde los médicos nos transformamos en "médicos algo": cirujanos, clínicos, ginecólogos, pediatras. En aquel momento, me había tocado ir a rotar a uno de los hospitales de niños de la Ciudad de Buenos Aires. "Rotar", en el idioma residencia, es pasar un tiempo (que pueden ser algunas semanas o meses) en otro hospital, profundizando un área específica de la tarea médica. La cuestión es que llegué a ese hospital con más susto que otra cosa: me esperaban pacientes complejos, pasillos con mucha historia y un nivel científico muy alto, o al menos eso era lo que no paraban de advertirme mis compañeras antes de comenzar. Estaba a punto de iniciar una aventura que imaginaba intensa y exigente, pero por sobre todo científica, técnica. Qué equivocado estaba en mi pronóstico.

Mi rotación rápidamente se encargó de poner las reglas: el día laboral comenzaba minutos antes de las 7:30 de la mañana y terminaba cuando todo el trabajo del día quedaba encaminado, que solía ser a un horario parecido al de la entrada, pero a la tarde. Era invierno, entrábamos y salíamos de noche. De las muchas salas del hospital, me habían asignado una de las más desafiantes: la sala 9, de Infectología.

La sala en cuestión tenía un pasillo que la recorría de punta a punta. A los costados, como en el canchón de un regimiento militar, estaban las habitaciones.

–¿Las habitaciones son individuales? –pregunté el primer día.

–Claro. ¿Cómo van a compartir habitación con lo enfermos que están? –me contestó uno de mis compañeros, con esa cara de quien responde un pregunta obvia, inexperta.

Todo nuevo. Nombres de enfermedades, de especialistas, de bacterias. Estar en uno de esos emblemáticos hospitales es, entre otras cosas, ponerles cara a los autores de los libros de los cuales estudiamos. "Mirá, ahí va Rodríguez, el del libro de Cirugía."

Durante el día, la sala 9 parecía una estación de subte en hora pico: desfilaban neurólogos, enfermeras, oncólogos, nutricionistas, trabajadores sociales, psicólogos. Todos corrían, con distintos tipos de cara de preocupación. Los niños internados tenían enfermedades bravas y necesitaban de muchos profesionales que se ocuparan de ellos. Nuestra tarea como residentes era estar al tanto de todo lo que les sucedía, o al menos de lo máximo posible. Sabíamos exactamente a cuánto había subido la fiebre, si tal niño seguía constipado o si los análisis de sangre habían empeorado. Llegaba alguno de los especialistas y ahí estábamos nosotros, listos para contarle las novedades, firmes como soldados de la biología de aquellos pequeños niños enfermos.

*

Una mañana, tocaron la puerta de nuestra oficina y un médico se asomó:

–¿Quién está con el paciente de la cama 4?

–Yo –dije, y me levanté de un salto.

–¿Cómo está hoy? –me preguntó.

–Bien –contesté, y como si fuera un actor orgulloso de haber estudiado la letra de la escena, le detallé cada novedad del niño: le hablé de qué había comido, de cuántos sueros habían entrado por sus venas y de los dos antibióticos nuevos que había comenzado a recibir desde la noche anterior. Él, como si mi respuesta no tuviera la menor relación con la pregunta que me había hecho, se quedó mirándome y volvió a preguntarme: "¿Y cómo está hoy?".

Me quedé en silencio, puedo imaginar que con alguna mueca de desconcierto, y después de unos segundos me dispuse a intentar una nueva respuesta, pero esta vez deteniéndome en otros datos: no sólo le relaté los hechos sino que intenté analizarlos. Se notaba que este médico era más exigente que los otros. Noté que me estaba poniendo a prueba y acepté el desafío. Entonces, le expliqué por qué comía lo que comía, haciéndole un análisis de la cantidad de calorías que estaba recibiendo, que el suero era un suero especial porque tenía más potasio que el habitual y que los antibióticos habían sido elegidos muy puntillosamente, por razones infectológicas muy precisas que difícilmente hoy podría recordar.

Sonrió, como a quien su paciencia le permite ver una escena desde adentro y desde afuera al mismo tiempo. Me volvió a preguntar, pero esta vez con un tono especialmente cálido: "Pero vos, además de todo lo que me contás, ¿cómo lo ves? ¿Está más contento?".

Me paralicé.

Me estaba preguntando algo raro. En ese lugar, tan especializado, tan científico, nunca había escuchado hasta ese momento una pregunta tan sencilla sobre ningún paciente, ninguna pregunta –y voy a admitir lo que pensé en ese momento– tan banal. Y a la vez tan concreta. No sé si fue su tono o su cara, pero le contesté. Le dije que lo veía más alegre, especialmente porque ayer lo había visitado su papá, que hacía varios días que no venía y que le había traído una remera de fútbol de Estudiantes, su equipo. Y, como detecté que este médico me miraba tan atento, me entusiasmé y me atreví a proponerle una idea: al niño le daríamos una linda sorpresa si le pudiéramos conseguir revistas de fútbol. Seguí –no pude frenar– y le conté que de lo único que el niño hablaba era de fútbol y que su tristeza aparecía cuando recordaba lo enferma que estaba su pierna y que quizás, si no se curaba, no iba a volver a jugar al fútbol y él lo sabía y se ponía triste cuando se acordaba.

"Ay, mi pierna", decía. "Ay", y se ponía triste.

Este médico me miraba y me escuchaba como si yo estuviera haciendo una exposición doctoral sobre el último descubrimiento de la Genética. Yo, un residente que entre el hospital y el estudio le dedicaba catorce horas por día a la Medicina, estaba ahí, hablando de alegrías, fútboles y preocupaciones de un niño, en una sala de un hospital con un médico que nunca antes había visto.

"Gracias", me dijo, y se fue. Quedé apoyado en la puerta, mientras el ritmo en la sala de trabajo seguía igual: frenético. Mis compañeros llevaban y traían papeles, estudios e historias clínicas.

–¿Quién es ese médico? –pregunté.

–¿No lo conocés? Es el de Cuidados Paliativos –me contestó una de mis compañeras.

¿El de cuidados qué?, pensé, pero no me animé a quedar tan expuesto en mi ignorancia.

*

Para ese entonces, yo hacía exactamente –contando el tiempo de universidad y de residencia– nueve años que había comenzado a formarme como médico y nunca había escuchado nada parecido a "cuidados paliativos". Ni en la facultad, y eso que tuve la suerte de asistir a una del Estado, ni en mi hospital, ni en ningún cartel, curso, taller o apunte.

Mi encuentro con los Cuidados Paliativos fue un flechazo, pero a diferencia de las flechas de amor que se clavan en el corazón, fue un flechazo directo a mi cabeza. Hasta ese entonces, la Medicina me gustaba, me desafiaba, me ponía en un lugar nuevo –el doctor, el dotor, ah ¿sos médico?, sos pediatra, qué lindo los chicos–, pero no me deslumbraba y lejos estaba de apasionarme. La Medicina, hasta ese momento, no me sabía contestar por qué la había elegido nueve años atrás.

Esa pregunta sencilla, profunda y deslumbrante para mí resultó una epifanía, una ventana nueva desde donde mirar mi quehacer diario como médico: me permitió descubrir un lugar dentro de la Medicina donde se pueden hacer preguntas así, donde mi mirada, mi corazón y mi intuición pueden estar, cuanto menos, a la par de la ciencia.

Luego siguieron pasando los años. Me acerqué cada vez más a los Cuidados Paliativos, hasta el punto de elegirla como especialidad, y también fui descubriendo que las preguntas no dependen de un área específica, sino de qué tipo de médico uno quiere ser. Pero el flechazo ya estaba y bien profundo clavado en mi cabeza y en mi corazón. Y al fin fui entendiendo por qué había elegido estudiar Medicina.

A esas dos mujeres que me enseñaron tanto,
en silencio.

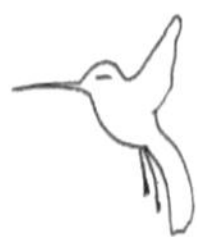

Las brujas

Por alguna extraña razón pareciera como si algunos hechos trascendentales de nuestras vidas sucedieran juntos, como si algo o alguien los apilara. Un capricho del suceder. Si tuviera en mis manos mi propio devenir, intentaría ser más ordenado: calcularía algunos meses de distancia entre el día que conocí a esa novia que me partió el corazón y aquella mudanza a esa casa nueva, entre la tarde que aprobé ese final y la discusión con aquel amigo que me dejó llorando. No sé, un tiempo para asimilar. Pero no, a veces nos sucede todo junto.

Aquella época duró exactamente dos meses. Empezó y terminó de golpe. Todo lo que me sucedió fue durante esas ochos semanas. Por aquel entonces era residente de Pediatría de un Hospital de la Ciudad de Buenos Aires, trabajaba en el octavo piso de un edificio blanco, lleno de ventanas y pasillos. Por motivos extraños, que seguro han tenido que ver con cuentas mal hechas e ineficiencia administrativa de un par de señores sentados en escritorios, de un día para el otro me quedé sin lugar donde trabajar, cerró Pediatría. En cuestión de días, pacientes y familiares fueron derivados a otros hospitales, se vaciaron las oficinas y nuestro octavo piso se transformó en un lugar abandonado.

Fue raro. En una o dos semanas mi residencia se había transformado en nada. Nuestros jefes, tan desorientados como nosotros, intentaron tranquilizarnos. "No se preocupen, esto se va a solucionar pronto. Van a ser uno o dos meses hasta que todo vuelva a la normalidad. Tenemos que ir viendo con cada uno de ustedes a dónde van a ir mientras dure esta etapa de reacomodamiento."

"A dónde íbamos a ir" significaba que algún hospital, clínica o sanatorio nos debería recibir. Una especie de asilo sanitario, como si fuéramos niños que habíamos perdido la familia entera en un incendio. Tragicómico. Cuando uno es residente, se toma todo lo que le pasa muy en serio. La mayoría de mis compañeros ya tenían programadas rotaciones en otros hospitales. Para ellos no era tan grave la situación. Yo sí era uno de los niños a asilar. *A veces los problemas son oportunidades*, preferí pensar.

*

Unos meses antes, en una de esas rotaciones que hacemos los residentes de Medicina, había visitado un hospital pediátrico de la Ciudad de Buenos Aires, uno de los más grandes y antiguos. Habían sido dos meses intensos, profundos y transformadores. Y también agotadores, llenos de larguísimas jornadas de trabajo y horas de estudio. Entre las tantísimas experiencias vividas durante ese otoño, había conocido de casualidad al equipo de Cuidados Paliativos Pediátricos de ese hospital: una chispa que con el tiempo se volvió fogata.

Me dejé llevar por la intuición y el recuerdo y sin pensar mucho le pregunté a mi jefa si podía hacer un intento por conseguirme una rotación. Me dijo que sí y me tomé el colectivo de la línea 29 que unía ambos hospitales. Entré a ese hospital de niños, sentí en el cuerpo algo extraño, eléctrico. Fui directo a buscar a aquel pediatra que me había introducido, sin querer y sin saberlo, en el mundo de los Cuidados Paliativos. "¿Te acordás de mí? Soy Alejandro, nos vimos hace unos meses cuando estaba rotando en Infectología."

Se acordaba de mi cara, aunque quizás no de mi nombre. No importaba, toda mi confianza estaba puesta en esa mínima relación que habíamos generado meses atrás. Él era quien me había explicado cómo funcionaba la morfina, qué significaba acompañar a un niño cuando estaba próximo a morir, me había llevado a reflexionar acerca del impacto que atraviesa una familia cuando se entera de que su hija tiene cáncer o en la pena que experimenta un adolescente cuando sabe que su hermano pequeño no volverá a jugar con él. Me recibió con una sonrisa. En pocos minutos le conté mi situación laboral, esa especie de orfandad administrativa y súbita en la que me veía envuelto. Le pregunté si por una de esas mágicas casualidades esos dos meses podía rotar con ellos. Para ese momento, no era sólo un lance; estaba realmente ilusionado con poder sumarme, aunque por unas pocas semanas, a su equipo. "Si fuera por mí, te diría ya que sí. Pero deberías hablar con la jefa del equipo. Ella coordina las rotaciones."

La cuesta que parecía hacia abajo rápidamente cambió de pendiente. No sabía que había una jefa, no había tenido oportunidad de conocerla. Mi imaginación había sido cortita, pensé que el único médico de Paliativos era él. Sentí cómo mis oportunidades se empezaban a cerrar. Por otro lado, era lógico: en un hospital tan grande las puertas no se abren ni tan fácil ni tan rápidamente. "Esperala un ratito. Debe estar por volver a la oficina. Fue a ver a unos pacientes."

Me acercó una silla y me puse a mirar la decoración del lugar. Pequeño pero ameno. Parecía una casita con su cocina, sus cuadros, su olor a gente que la habita. Un lugar cálido en medio de un hospital. Estaba nervioso.

Unos minutos después, llegó una médica con el guardapolvo abierto, con la energía eléctrica de la mañana hospitalaria, con papeles, preguntando por un niño y su familia que, supuestamente, por la hora que era, ya debían haber llegado a la consulta. Yo seguía sentado. La saludé, me presenté y le pregunté si tenía unos minutos. Le expliqué mi situación. Con una timidez que al día de hoy recuerdo, le comencé a contar mi interés por los Paliativos. Ella, una de las pioneras en los Cuidados Paliativos Pediátricos en Argentina, me escuchaba atenta. Estiró el brazo para agarrar una agenda. *Claro –pensé–, un calendario de rotaciones*. Me llamó la atención. Yo estaba inconscientemente preparado para que toda mi situación se acomodara rápido, con palabras en el aire. Me avergoncé de mi optimismo exagerado. La agenda se abrió en febrero del siguiente año. Pasaban las hojas de los meses mientras ella iba diciendo: "Antes de febrero ya está todo reservado para residentes de otros hospitales… ¿en febrero podrías venir a rotar?".

Era fines de julio. Omití decirle que mi única posibilidad para rotar con ellos era a partir del lunes siguiente, o sea, tres días después, al comenzar agosto. La lapicera estaba lista para anotar mi nombre en la página de febrero, siete meses más adelante. Tomé aire. "¿Y habrá alguna posibilidad de comenzar la rotación este lunes?"

Levantó la vista de la agenda y me miró, entre sorprendida y sonriente. No se lo esperaba. Me explicó lo obvio: que ellos eran un servicio muy demandado por residentes de todo el país y que por eso reservaban los cupos con mucha antelación. Se encogió de hombros y se quedó pensando unos segundos. La situación era clara. Era eso o nada: sabía que en febrero iba a ser imposible venir. "¿Por qué querés rotar por Cuidados Paliativos?"

No sé qué le habré dicho. Sí recuerdo que me escuchó con mucha atención. Me hizo algunas preguntas, me contó cosas, me habló cálidamente, me hizo sentir cómodo. Volvió a su silencio hasta que dijo: "Bueno, dale, el lunes venite ocho y media".

Un rato después, ya en la calle, dejé pasar el colectivo 29 que me tenía que tomar, preferí caminar. Con el tiempo, me pregunté qué hubiera sido de mi vida si esa pediatra, que luego sería mi amiga, me hubiera dicho otra cosa. Le agradecí en silencio. Sonreí, el barrio de Palermo de la Ciudad de Buenos Aires es lindo a fines de julio, más cuando uno está contento.

*

Me sumé rápido a la tarea. Cada mañana comenzaba con una ronda de mates con uno contando la película que había visto la noche anterior y otro quejándose sobre lo imposible de estacionar cada mañana cerca del hospital, hasta que alguno apuraba el último sorbo: había muchos pacientes para ir a ver.

Nos dividíamos en dos grupos y salíamos a recorrer el hospital. Impactantes, agotadoras, desafiantes, maravillosas. Así eran las rondas de visitas con el equipo de Cuidados Paliativos Pediátricos. Todo era nuevo para mí. Desde niños con enfermedades raras hasta el tiempo que se le dedicaba a cada consulta. ¿Una hora escuchando y acompañando a esa mamá llorar? ¿Tanto rato al lado de la cuna de esa bebé que se quejaba de un dolor profundo que nadie sabía de dónde venía? Pasado el mediodía, volvíamos a la oficina. Otra ronda de mates, un almuerzo improvisado y un intercambio de apreciaciones, explicaciones de por qué se había elegido tal remedio para tal dolor, muchos aprendizajes, algunas sensaciones atragantadas. Con el tiempo, descubrí lo imprescindible de ese momento: cerrar el día laboral del mismo modo en que lo habíamos comenzado, juntos, en ronda.

Después de esas primeras mañanas de sorpresa y fascinación, fui entrando en ritmo. Empezaba a entender las tareas básicas, hasta me permitían llevar las conversaciones con niños y padres. Me hacían parte de la tarea, me preguntaban a modo de ejercicio qué me parecía lo mejor para cada paciente, me exigían pensar y me invitaban a sentir. ¿Qué dosis de morfina elegirías para esa paciente? ¿Cómo te sentís luego de escuchar a esa familia?

El equipo estaba conformado por cuatro pediatras, un estudiante de Antropología, una psicóloga, dos artistas plásticas que algunas tardes venían a pintar con los pacientes internados y dos voluntarias que iban y venían: llevaban un delantal lila y sonreían casi todo el tiempo.

Comencé a fijarme en ellas. Eran tantas cosas nuevas que no me alcanzaba el tiempo para consultar todo. Como una avalancha de intrigas, se me venían preguntas a cada rato:

–¿Cuánta dosis de morfina hay que usar?

–¿No quedan muy tristes cuando un niño se muere?

–¿Qué hace un antropólogo en el equipo?

–¿Por qué eligieron hacer Paliativos?

–¿Por qué no existen remedios para el sufrimiento?

Una vez, al salir de una habitación de una niña muy enferma de cáncer, me detuve a tomar aire en los pasillos del hospital. "Pensar que hay hospitales que tienen todos sus pasillos cerrados. Al menos acá tenemos estas glorietas llena de jardines", me dijo el estudiante de Antropología, ofreciéndome un vaso de agua con forma de comentario. Lo tomé con gusto. Necesitaba un respiro y él se dio cuenta: hablamos un buen rato de pavadas. Con el tiempo, estas charlas se transformaron en paréntesis de la tarea cotidiana. Comenzamos a hablar de libros, películas, bandas de música, reflexiones sobre la tarea. Había elegido los Cuidados Paliativos Pediátricos como tema para su trabajo final para terminar la carrera. Era extraño para mí verlo trabajar. Usaba guardapolvo pero estaba siempre en silencio y tomaba notas eléctricas en su pequeño anotador. "Son notas de campo", me dijo un día. Nos hicimos amigos y comenzamos a vernos fuera del hospital. Fue de los primeros que volvió la definición de Cuidados Paliativos más elástica. *Hasta un antropólogo se puede dedicar a esto,* pensé.

Comencé a acercarme a las voluntarias de guardapolvo lila, a acompañarlas en su tarea cotidiana, que consistía en acompañar a pacientes y familias y brindarles técnicas no farmacológicas (o TNF). Ese era uno de los casilleros que había que completar en la estadística todos los días al terminar la jornada laboral. Se atendió a tantos niños, se realizaron tantas reuniones con familias, se brindaron tantas TNF. En un hospital nunca había visto algo así. No había estado en tantos hospitales, es verdad. Pero nunca había visto algo así: que una sesión de Reiki o una técnica de respiración estén a la misma altura que una visita médica o psicológica.

Ellas visitaban a los mismos pacientes que nosotros. Les hacían Reiki, les enseñaban a meditar y respirar. Usaban péndulos y piedras de distintos colores. En la ronda de la mañana, escuchaban atentas las novedades y al cerrar el día, compartían sus pareceres.

"La energía de Pablo, el niño que está en la unidad 7, está mucho mejor que ayer", decían de un paciente con parálisis cerebral que estaba internado por una neumonía desde hacía doce días. "La mamá de Brenda está trabada en el chakra del corazón", comentaban de una madre que desde hacía semanas acompañaba a su hija, que peleaba contra un cáncer muy agresivo. Hablaban de las mismas personas, pero con otro lenguaje.

Se notaba que eran parte del equipo. Ellas opinaban y todos oíamos atentos. Para ese síntoma, ¿nos ocupamos del antibiótico o del aura? *Quizás, de ambas cosas*, comencé a pensar. Y así se completaba la escena: cuerpo, energía, alma. Se intentaba la quimera: atender a esos niños, niñas y familias de la manera más completa posible.

Empecé a visitar a pacientes con ellas, a ver cómo trabajaban. Su método parecía sencillo: entraban a una habitación, la inundaban de sonrisas, se presentaban y comenzaban a hablar con niños, madres y padres. Explicaban que venían a ayudarlos a estar mejor, les mostraban sus piedras, los invitaban a cerrar los ojos e imaginar paisajes, extendían sus manos y masajeaban, por decirlo de alguna manera, todo lo invisible.

Al salir, me hablaban de auras, energías y chakras. Yo escuchaba entre sorprendido y atónito. Y, además, veía con qué facilidad niños y niñas se dejaban cuidar por ellas.

"¿Querés acompañarnos? Vamos a ir a ver a esa nena de la que hablábamos hoy a la mañana."

En ese momento había una paciente que se llevaba casi toda la atención del equipo. Tenía 10 años y la habían operado de un tumor en la parte posterior del cerebro. Estaba grave. Nunca se había podido despertar del todo después de la cirugía. Yo había ido con los pediatras a verla varias veces. Era imposible conversar con ella: apenas hacía unas muecas de dolor como únicas pistas para tratar de imaginar qué, cuánto y de dónde venía tanto malestar. Se habían intentado con ella muchos remedios y nada aliviaba su quejido. Su madre la acompañaba día y noche.

"Hoy está mejor, más limpia, sanando", me dijeron un día al salir de la habitación. Las miré extrañado. La niña estaba, a mis ojos, similar a como estaba siempre: dormida, con esa mueca de malestar dibujada en la cara, aparentemente igual que ayer, como probablemente estaría mañana.

"Qué bueno que esté así. Está haciendo sus últimos trabajos. Cada vez más tranquila", comentaron al día siguiente. Yo escuchaba. No entendía nada de lo que decían pero ahí estaba, debatiéndome entre la ciencia dura y pura y su quehacer energético. No pude con mi genio y busqué a uno de los médicos que seguía a esa niña.

–Las voluntarias dicen que está mejor. No entiendo. Yo la veo igual que siempre, sin cambios –le dije.

–Yo también, pero no te preocupes. Ellas trabajan en algo que nosotros no logramos ver –me dijo, probablemente sin entender él tampoco.

Fui por más. Al día siguiente, les pregunté:

–¿Cómo la ven hoy?

–Hoy está más cansada –me explicaron sin explicar mucho.

Yo miraba a la niña –o lo que quedaba de ella– y veía ese estado tan misterioso que es el coma. El silencio del cuerpo. Un cuerpo yaciente en cama, con la mirada perdida y su respiración rítmica, cada vez más tenue. Un día, al salir de la habitación, frenaron y me dijeron: "Al fin, su alma está comenzando a volar, a despegarse". "Despegarse", dijeron. Me quedé mirándolas. Para ese momento, ya había tomado una decisión interna: les creía. Había podido ablandar mis prejuicios, mi ser científico, concreto y refutador.

*

Al día siguiente, al arrancar la mañana, hicimos lo de siempre: nos sentamos y compartimos el mate. Uno de los médicos tenía algo para decir:

–Falleció.

Sabíamos a quién se refería. Agregó algunos detalles, dijo que había sido durante la madrugada, con tranquilidad. Como un reflejo, miré a las voluntarias, esperando una mueca orgullosa de quien acertó un resultado del sorteo de la Quiniela. Ellas sonrieron, como siempre lo hacían, como la calma lila de su guardapolvo.

*

Siempre existieron. Escondidas, disimuladas entre la gente. Los cuentos las dibujaron con escobas, con calderos hirviendo, mezclando pócimas, en general locas y solitarias. Pero no, fueron y son mujeres comunes y a la vez excepcionales, mujeres sabias. El poder nunca las quiso. Fueron perseguidas, acusadas y quemadas. Sin embargo, reyes y embajadores, en silencio, les siguieron consultando sobre el destino de sus pueblos. Esas mujeres, dueñas de la magia, andan por ahí, guardando secretos y curando almas, limpiando rincones, huequitos humanos y sagrados.

Yo les decía con frecuencia: "Ustedes son las brujas de Paliativos, mis brujas favoritas". Ellas me sonreían. No recuerdo si alcancé a agradecerles todo lo que aprendí de ellas en aquellos dos meses.

Acá mi agradecimiento tardío, seguro les llegará volando, en forma de pajarito.

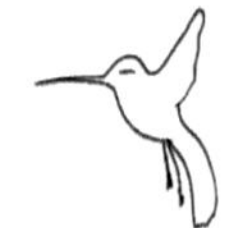

Los niños nacen sin tumor

Varios días después de su fallecimiento, yo seguía pensando en ella. No sabía bien por qué. No la había conocido mucho, ni siquiera había escuchado alguna vez su voz. Mi relación con ella había sido asimétrica: yo vivo y ella en coma. Es curioso y a la vez sorprendente: seguimos creyendo que sabemos qué nos va a pasar y cuándo. Ella murió y yo seguí mi día a día. Sin embargo, la vida sabe cómo ingeniárselas para decirnos algunas cosas, especialmente cuando no queremos escuchar.

Se había ido. Su partida había conmovido al equipo pero habíamos vuelto a la tarea rápidamente. El quehacer cotidiano es un tsunami y, si lo dejamos, nos puede llevar y arrastrar.

Esa mañana me levanté raro. Tardé en adivinar qué me pasaba. Repasé el día anterior: no había ocurrido nada particular. Horas atrás había compartido una distendida cena con amigos. Mientras iba en el colectivo camino al hospital me di cuenta, digamos, le puse palabras a lo que comenzaba a intuir: estaba angustiado por ella y su partida.

Justo por ella. Que sólo conocí su silencio. Que nunca vi el color de sus ojos, sólo la tristeza dibujada en los de su madre. Justo por ella, una niña enferma que pasó sus últimas semanas en coma, antes de morir.

Durante la mañana disimulé la angustia. Preferí no compartirla con nadie. Mis compañeros atendían a otros niños, otros dolores, otras historias. Yo agradecí que llegara la hora de terminar el día. Agarré mi mochila y me fui a caminar. El hospital estaba rodeado de calles con árboles florecidos. Así anduve un buen rato.

Entré a un bar a tomar un café, uno de mis deportes privados y favoritos. Miré por la ventana. La gente pasaba con ritmo de ciudad. Hice una de las pocas cosas que me salen cuando siento angustia: escribir.

LOS NIÑOS NACEN SIN TUMOR

para que los gusanos crezcan
y para que nunca se olvide
que al dolor lo miran todos los colores
pero más que nada lo miran los grises

los niños nacen sin tumor
sin dolor, sin gesto de adultez preocupada,
soplan una flor y una plaza explota en primavera
y a sus espaldas tanta hipoteca, teje e impostor,
¿querés jugar? llamás y voy a tu puerta
que es la mía, que es la nuestra
los niños nacen sin tumor
en los libros, en las leyendas y en las abuelas

para que el mundo los vea siempre
como la parte que brilla de esta estrella esférica,
vamos a dormir,
pero vos y yo sabemos que para que anochezca faltan
tres ludos, dos damas y una quimera
los niños nacen sin tumor
sin tu humor,
y además de esperanza de maíz tienen
sus vueltas en calesita, sus tareas,
sus mayúsculas en imprenta,
su miedo a no volver al zoológico,
su afán de torta, siesta y piano de la abuela

los niños nacen sin tumor,
con olor a perfume de inocencia,
son ese invento, ese pedazo de viento
que sopla antes de la tormenta

los niños nacen sin tumor
por las ventanas del hospital pasan telas blancas
pero ellos prefieren ver
circos, títeres y cenicientas,
los niños nacen sin tumor
con la cara sucia y con la boca abierta
hoy viví un instante de alegría
vi que su planeta giraba, me hizo una mueca la estela de
                                             [su cometa
y lo hizo tan fuerte, con cada rincón de su piel enferma
y, pensé ay, los niños nacen sin tumor.

SEPTIEMBRE DE 2008

Este poema, texto o vaya a saber qué tiene un poco más de diez años. Una década en la que crecí, me mudé a la Patagonia, tuve un hijo, me separé, me volví a unir, tuve otra hija, transformé mi práctica laboral y aprendí tantas, pero tantas cosas nuevas. Y cada cambio me fue rehaciendo: al hombre, al compañero, al papá, al médico, en definitiva, a todos los que soy.

En Bariloche, la tarea paliativa me llevó a atender a adultos, además de niños, y eso fue redibujando (o debería decir, mejor, fui ayudando a redibujar) las fronteras de mi práctica médica. ¿Un pediatra que atiende adultos? ¿Un pediatra que no ve niños sanos? Me llevó un tiempo volver a definirme: unas crisis por aquí, unos duelos por allá. Muchos médicos de niños, cuando nos preguntan por qué elegimos Pediatría, decimos que los adultos nos generan distancia o rechazo o vaya uno a saber qué, pero que nos gustan más los niños. Yo era uno de ellos. El tiempo me demostró lo débil y autoimpuesta de mi respuesta. Comenzar a atender pacientes adultos, y mucho más aún de mi edad, me llevó a lugares nuevos, a otros saberes y estudios, a sentirme un poco ajeno y sobre todo a verme a mí como lo que soy, un hombre vulnerable, enfermable y sufriente.

Desde su aparición en mi vida, los Cuidados Paliativos me provocaron un cambio. Nunca más dejé de pensar en el sufrimiento, en el dolor, en el duelo y en la maraña de experiencias que suponen tener una enfermedad grave, que amenaza y que limita la vida. Nunca dejé de pelear para que los Cuidados Paliativos sean más conocidos y más accesibles. A fin de cuentas, son un derecho. ¿Cómo se reclama un derecho que no se conoce?

Hoy probablemente no lo volvería a escribir. O al menos así. O quizás escribiría otra cosa. Escribir es también dejar nota de esa persona que fuimos. Como una foto de cuando se sacaban con rollos y si saliste con esa mueca rara, mala suerte.

Los niños y las niñas, muy a pesar de nuestro dolor humano, de nuestra fuerza por torcer una verdad que a veces lastima y tanto, a veces nacen con tumores, con enfermedades, con malformaciones innecesarias y con células que funcionan con torpeza. Es la vida, la Naturaleza o esto que llamamos "destino". Pero recuerdo quién fui y le hago un lugar al dolor que me invadió aquella tarde. Necesité dejar constancia de mi bronca en forma de palabras, de escupir ese sentimiento de injusticia que tenemos a veces cuando somos testigos de una desgracia. Como si la justicia tuviera algo para decirnos cuando nos sentamos solos, a tomar un café, a lamentar un niño enfermo y tristes vemos pasar gente sana y nos duele darnos cuenta de que nosotros somos uno de ellos, por ahora.

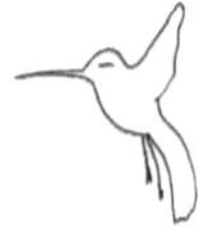

Aquello que sucede mientras parece que no pasa nada

Son dos historias tristes y voy a intentar contarlas rápido. Tampoco es cuestión de que nos vean por ahí llorando, encima de un libro. Pero estas historias no son sólo tristeza; también son otra cosa, sólo que no sé bien qué.

Tenía 16 años y estaba enferma hacía dos. Tenía un nombre dulce: Anahí. Mi relación con ella duró dos semanas: poquito menos de lo que una gallina tarda en fabricar un huevo. De tanto en tanto evoco su historia y me pregunto si el recuerdo, a fin de cuentas, no es la forma que tenemos para transformar lo fugaz en infinito.

No me acuerdo qué cáncer tenía, ni creo que importe. Sí sé que era malo y había avanzado mucho. Estaba internada en una habitación para ella sola. Tenía pegadas fotos por todos lados. Era especialmente linda. Ella lo sabía y no quería dejar de serlo. Con la poca fuerza que le quedaba se maquillaba y, cuando no podía, le pedía ayuda a su mamá, su incansable compañera. Sonreía y nunca se le iba un brillo especial que tenía en la mirada.

Cada mañana ella nos recibía con la misma dulzura. Me acuerdo mucho de su voz. Usaba una tonadita cuando contaba algo, como si las palabras del final de sus oraciones se deshicieran al decirlas y hacía un gesto cuando sonreía, como una mueca nostálgica y adulta. Nos hablaba de cómo se había sentido la noche anterior, se interesaba cuando le contábamos sobre cómo estaba el clima. Sonreía con nuestros chistes aunque no fueran más que malos. Estar con ella era liviano.

Los encuentros eran una cuenta regresiva, todos lo sabíamos. Un día, mientras la atendíamos, su mamá nos hizo un gesto para hablar afuera de la habitación.

"Estoy tranquila, muy triste, pero tranquila. Ella sabe y acepta lo que está pasando. A mí me cuesta, pero a la vez me alivia verla así, sin dolor, sin grandes malestares. Me impresiona todo lo que ha madurado en este tiempo. La enfermedad nos unió mucho. Hay algo que me tiene, no sé si afligida, pero sí incómoda. No me habla tanto como antes, está como ensimismada, pasa mucho rato con el celular. Cuando le pregunto qué está haciendo, me contesta: 'Nada, ma, estoy hablando con amigas'. Yo la dejo, tampoco la quiero molestar, sólo que como mamá me gustaría…"

Era muy entendible lo que nos compartió. Nos quedamos en silencio, mirándola. Se despidió agradeciendo por todo lo que estábamos haciendo por su hija y volvió a entrar a la habitación.

*

Anahí falleció unos días después, tal como ella quería, rodeada de fotos, sin ningún suero puesto, sin síntomas molestos. Fue una mañana de un día de semana, lo cual agradecimos. Cuando un niño o una niña muere de madrugada en el hospital, muchas veces no alcanzamos a ver a los padres. Para nuestra hora de llegada a la mañana los padres ya no están. Esa se vuelve una historia que nos queda inconclusa. Les hacemos un llamado unos días después, pero no es lo mismo.

Nos llamaron avisando la noticia triste y fuimos. Saludamos a la mamá, nos dimos un abrazo gigante, ella intentó sonreír, nos volvió a agradecer por todo lo que habíamos hecho, pero sus palabras contenían tanta fuerza y sinceridad que nos quedamos mudos, con un sentimiento cálido frente a lo frío de la pérdida. Nos habíamos encariñado con ellas.

Las semanas fueron pasando y otras historias llegaron. Un día la mamá nos vino a visitar, reconocimos su cara al instante. No era común que los padres volvieran al hospital, por lo que nos sorprendió un poco. Nos contó en pocas palabras una historia tan única, tan esa palabra que sigo sin encontrar.

"Me costó y me cuesta. Lo más difícil fueron los primeros días, llegar a casa, ir reencontrándome con mi rutina. Los últimos meses lo único que había hecho había sido estar con ella, me había abandonado como mujer. El tiempo pasaba lento, como si el día hubiera multiplicado la cantidad de horas. Lloré mucho. Pero me fui acomodando. Hoy estoy triste pero en paz. Con mi hija vivimos juntas una vida plena. Hubo algo que me costó, que no imaginé que me iba a llevar tanto trabajo: ordenar su ropa. Una amiga me ayudó. Creo que sola no hubiera podido. Hasta que un día, acomodando su cuarto, encontré en un bolso su celular. Entre tantas cosas ni me había acordado de su teléfono. Y ahí estaba. No supe qué hacer cuando lo vi. ¿Lo prendo? ¿Lo miro? Se me mezclaron los sentimientos, quedé paralizada. Me llevó dos días tomar la decisión, pero a fin de cuentas lo hice: lo puse a cargar y me fui a dar una vuelta. Cuando volví, lo encendí, había una frase escrita, en forma de mensaje de bienvenida: 'Mamá, te quiero mucho. Por todo lo que vivimos juntas: ¡gracias!'"

Una posdata de sesenta y tres caracteres. Un tweet en una época en la que aún no existía Twitter.

Respiró. Había venido hasta el hospital a contarnos eso. No éramos ni familia, ni amigos. Nos sorprendió y a la vez lo entendimos. Acompañar a personas en el final de la vida a veces teje lazos profundos e innombrables. Como sea, quiso contarnos eso y lo hizo. No supimos qué decir, pero le agradecimos, acaso con la misma fuerza con la que ella tantas veces lo había hecho con nosotros. Hablamos un rato más y se fue. Nos dejó conmovidos. Tuvimos que esforzarnos para hacer las visitas pendientes de ese día.

*

La otra historia se parece en algo a la de recién. Desde ya en lo conmovedor, pero también en algo más. En mi recuerdo, estas dos historias siempre estuvieron unidas por hilos casi invisibles. Voy a empezar por el final.

Nos habíamos reunido en una sala de hospital médicos y enfermeras de Pediatría. Había algunos enfermeros, pero por convención, historia y mayoría de género se suele decir así: "las enfermeras". Siempre decimos que sería genial hacer estos encuentros más a menudo, pero bueno, el día a día, las corridas, las mil cosas que suponen trabajar en un hospital. Había fallecido una paciente y todos estábamos más o menos movilizados y necesitados de compartir lo vivido, cada uno a su manera. Al principio, como suele suceder en estas reuniones, el silencio. Hasta que una enfermera dijo: "No me puedo acostumbrar a que mueran los pacientes. Llevo veintisiete años de enfermería y no me acostumbro".

Era una forma de romper el hielo. Una de mis compañeras tomó la palabra y detalló cómo habían sido las horas finales de esa madrugada. Era la pediatra que había estado de guardia. "Puede ser una pavada, pero algo me reconforta: se murió tranquila. Con todo lo que sufrió durante la enfermedad, se murió tranquila."

Los comentarios de a poco se fueron sucediendo. Costaba desatar el nudo. Algunos pacientes dejan huella, es así, qué se le va a hacer. Que nos esmeremos los profesionales de la salud por disimularlo es otra cosa. Hasta que otra enfermera tomó la palabra: "No sé si está bien lo que voy a decir". Se la veía distinta al resto, parecía casi enojada: "A mí me dejó una fea sensación todo lo que pasó". Hasta los que estaban mirando el piso levantaron la mirada. "No sé, los padres me parece que eligieron una postura que a mí me parece equivocada. Yo los respeto. No me puedo imaginar la tristeza de perder una hija. Ojo, están en su derecho, pero lo cierto es que tomaron unas decisiones que me dejaron una sensación rara". Nadie parecía saber a qué se refería. Quizás los que habían estado esa madrugada de guardia sí, pero prefirieron permanecer callados. "Pusieron una tela tapando el vidrio de la puerta de la habitación sin pedir permiso. Hasta ahí, lo entiendo, querían privacidad. Pero después, cada vez que las enfermeras queríamos entrar a la habitación para hacer los controles de rutina a su hija, a ver si tenía fiebre o si el suero andaba bien, ni bien entrábamos nos hacían un gesto como para que nos fuéramos. Eran educados, hay que decirlo, pero ¿no entendían que nosotras sólo queríamos hacer nuestra tarea: cuidar y atender a su hija? No sé, me siento mal con lo que pasó. No nos dejaron hacer nuestro trabajo."

Yo fui uno de los que les tocó estar cerca las últimas horas. Me animé a compartirles la siguiente historia.

*

A los padres no los conocía. La niña había pasado casi todos sus últimos meses internada lejos de nuestra ciudad, en Buenos Aires, en el Hospital de Pediatría Garrahan. Hacía quince días habían vuelto a su casa. Sabíamos que estaban en la ciudad porque sus médicos de allá nos habían avisado. Querían estar en su casa, sin hospitales, sin caras ajenas, lo máximo posible. Decidieron internarse en las últimas horas de vida de su hija. Yo estaba de guardia esa tarde. Me llamaron por teléfono y me avisaron que estaban en camino. Al llegar, ya teníamos acondicionada la habitación y las enfermeras los ayudaron a acomodarse. La niña estaba tranquila, dormida o en ese estado que a veces antecede a la muerte. Ambos padres parecían estar tranquilos. La revisé. Estaba calma, respiraba lento y profundo.

Me presenté. La mamá permanecía acostada medio cuerpo sobre la cama, al lado de su hija. El padre acompañaba con su presencia, su cara seria, su barba imponente. Les pregunté a ambos si tenían ganas de charlar. El padre me dijo que sí con la cabeza. Buscamos un lugar de esos que escasean en los hospitales, un lugar íntimo: la cocinita donde las enfermeras calientan el agua del mate, ese rincón donde a veces se sientan a descansar un ratito entre paciente y paciente.

Conversamos durante dos horas. Me contó la historia, tan distinta al resumen médico que leí en el mail. Donde en el papel había diagnósticos, protocolos y dosis de remedios, en su relato de papá había historias, sensaciones y momentos exactos donde su mundo se puso patas para arriba. "El día que me dijeron que era cáncer, no lo podíamos creer." Lo escuché con atención. Fue un relato detallado, reflexivo. No sólo contaba qué había pasado, sino cada detalle, cada vivencia. Su corazón dolorido, su alma desgarrada. Estaba calmo. Creo que nunca había visto a un padre tan sereno en un momento así. Al terminar la charla, nos despedimos como si no nos fuéramos a volver a ver. A mí me quedaba aún toda la noche de guardia.

Las horas que siguieron fueron tranquilas. Entré a la habitación pocas veces. Me encargué de decirles que prefería no molestarlos, que me llamaran si necesitaban algo. Terminé mi guardia a la mañana siguiente y me fui a casa a recuperar sueño. Al mediodía, recibí un llamado del hospital: un compañero me decía que la situación había cambiado, que se acercaban los momentos finales. Me acuerdo que me dijo así: "Los momentos finales".

Cuando llegué, ya había fallecido. Tranquila, como habían sido sus casi dos días de hospital. Saludé a los padres y me quedé dando vueltas, no sé, una costumbre que tengo cuando fallece un paciente: quedarme en zona. A veces la familia necesita algo.

Se quedaron unas horas con su hija en la habitación. Llegaron familiares a saludar, se completaron papeles. Se hicieron los movimientos, silenciosos y justos, que se hacen en estos momentos. Cuando se estaban yendo, me acerqué, les pregunté si los podía acompañar hasta el auto, me dijeron que sí. Salimos por una de las puertas laterales del hospital, cruzamos un jardín de pinos hasta el estacionamiento. Su auto era el último. Caminamos en silencio. Cuando llegamos, él se dio vuelta, con la misma calma que había mantenido todas estas horas pero a la vez con la mirada más triste que pudiera imaginar y me dijo: "Gracias por cómo nos acompañaron. Nos hicieron sentir como en casa".

*

Terminé de hablar y me quedé en silencio. Vi algunas miradas sorprendidas, otras contrariadas. Me pregunto si todos pudieron escuchar hasta el final. Muchos nos quedamos, además de pensando, conmovidos. Si la historia era fuerte, el agradecimiento del final había sido imprevisto. Pocas veces vi tan claramente el contraste: la frustración por sentir que no podemos o que no nos dejan ayudar y el agradecimiento por haber ayudado.

Una adolescente ensimismada en un celular, unos padres con la puerta cerrada. Escenas invisibles, recuerdos transformadores, pequeñas reliquias que voy guardando de mi día a día.

Incluso en esos momentos detenidos, instantes finales de despedida, algo sucede: una tarea inconclusa, un ritual invisible, algo se está haciendo. A veces lo vemos en el momento, a veces nos lo cuentan tiempo después. No importa, eso es lo de menos.

*A todas esas personas
que sin saber me enseñaron algo.*

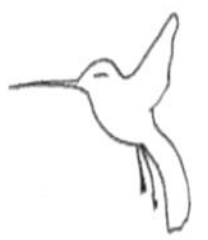

¿Morir duele?

Conocí primero a su esposa. Llegó una mañana cualquiera al hospital, tocó la puerta y preguntó: "¿Acá es Cuidados Paliativos?". La hice pasar y buscamos un lugar donde sentarnos.

Muchas veces pienso en el porqué de algunos encuentros. Pasan los años y no logro darme cuenta si es destino, azar o una mezcla de ambos. Lo cierto es que muchas veces nuestras historias de vida se tejen con agujas prestadas y misteriosas, y por alguna razón, ese día me tocó a mí estar ahí. Si en aquel momento hubiera estado haciendo otra cosa, si hubiera ido a la sala de internación a ver un paciente o al archivo a buscar una historia clínica, quién sabe, quizás no estaría contando esta historia. O al menos, no de esta manera.

Sabía que cuando las palabras están atoradas son difíciles de sacar, así que se sentó y respiró profundo. Tomó aire y dijo "Perdón", como quien llorando se excusa por sus lágrimas.

Es extrañamente frecuente que las personas pidan disculpas al llorar. No sé si es un reflejo inconsciente, una vergüenza que viene de la infancia o una convención cultural implícita. Como si el llanto, además de mostrarnos vulnerables, nos desnudara y las disculpas vinieran como ropas a vestir nuestra intimidad llorosa. Con el tiempo fui ensayando distintas respuestas frente a este curioso comportamiento.

–¿Por qué pedís disculpas?

–(…)

–No te preocupes, podés llorar todo lo que quieras. Tenemos pañuelos de sobra.

La empatía, el silencio y el humor: distintas formas de acompañar al que sufre.

Las palabras fueron apareciendo. De a poco pudo hablar de la enfermedad de su marido y de la sorpresa de cuando le dijeron que esa manchita que tenía en el pulmón podría ser maligna. Me contó la lista interminable de estudios que se tuvieron que hacer (me enterneció el plural), el tiempo infinito hasta el resultado de la biopsia y la noticia final cuando les dijeron que era cáncer de pulmón. En el medio del relato, se iban haciendo lugar recuerdos, sensaciones y preocupaciones.

"Y si no se cura… ¡Ay! En eso prefiero no pensar ahora. Él siempre fue muy activo y verlo que se cansa tan fácil me angustia, me trae más tristeza, me recuerda aquel que fue y probablemente no vuelva a ser." El relato de una enfermedad a veces puede ser algo triste de oír pero pienso (me pregunto si en general no me predispongo a que así sea) si no puede ser también un acto poético en sí.

Después habló de su familia, de sus tres hijos, de los años que hacía que estaban juntos, de que justo esta noticia "les cayó" en una época de cambios, que hacía poquitos meses que se había jubilado de maestra, que tenían tantos planes para esta nueva época. Que por qué. Que por qué a él.

Algunos amigos les habían aconsejado venir a vernos. Admitió algo que admiten tantos: que le daba "cosa" venir a Cuidados Paliativos. "No sé, Cuidados Paliativos, no sabía si venir, no sé bien en qué nos pueden ayudar, tampoco es que mi marido esté en las últimas o se esté por morir. Por lo que escuché alguna vez, Cuidados Paliativos es para las personas que ya están terminales o muy enfermas, ¿no?"

Nos lo repiten pacientes y familiares, otras tantas veces lo dicen de una u otra manera nuestros propios colegas. Los Cuidados Paliativos, mucho antes de ser un área de la salud, una forma de atender a personas con enfermedades graves, son vistos como una noticia en sí misma. *Si me mandan a Paliativos, debe ser que lo mío es muy grave*, piensan.

"Los Cuidados Paliativos son un modo de atender las necesidades de personas con enfermedades graves para aliviarles sus síntomas físicos y emocionales, acompañar durante la enfermedad, dar apoyo a la familia, independientemente del estadío y más allá del pronóstico", le dije a modo de explicación. "Lo que podríamos hacer es conocer a tu marido, invitarlo a venir uno de estos días, que él mismo nos cuente cómo se siente y a partir de ahí ver cómo podemos ayudarlo. ¿Él sabe que vos venías hoy?"

La práctica me enseñó a hacer esta pregunta. Al principio no se me ocurría preguntar eso. Quizás le robé la idea a algún colega.

–No, no me animé a decirle que venía. Tenía miedo de que me dijera que no quería –admitió sorprendida.

–No te preocupes. Creo que él va a entender si le contás lo que hablamos –le dije.

*

Unos días después, nos vinieron a visitar al hospital. La primera imagen que tuve de él fue la de un hombre sonriente y tranquilo. Vestía una camisa con un pulóver liviano arriba. Era mediados de octubre y la primavera patagónica comenzaba a regalarnos algunas mañana tibias.

Se sentó en el mismo sillón que días atrás había usado su esposa. Esta vez ella eligió una silla, al lado de la ventana, con vista al lago.

Nos caímos bien. Nunca alcancé a preguntárselo, pero esa fue mi sensación la primera vez que nos conocimos. Porque en la relación médico-paciente a fin de cuentas sucede como en cualquier otra: las primeras impresiones cuentan. Aquella vez se lo notaba bien, dispuesto a la charla, con ganas de contar cómo había comenzado su enfermedad, qué estudios se había hecho y qué le estaba pasando. Su esposa, tan locuaz y emotiva la semana previa, permaneció sentada y en silencio, como quien sabe quién es el protagonista en cada escena de la película.

Ese primer encuentro fue cálido. Le sugerimos cambiar un remedio por otro para que resultara más fácil de tomar y acordamos que nos visitaría una vez por semana y que si sucedía algo, una tos nueva o un dolor incómodo, nos llamaría.

*

A partir de ese día comenzamos a vernos con frecuencia. Durante la primera época, él venía al hospital. Luego, la enfermedad fue avanzando y salir de su casa comenzó a resultarle incómodo. Se agitaba y terminaba muy cansado. Fue entonces que comenzamos a visitarlo en su casa. Los encuentros eran profundos y a la vez distendidos. La agenda de temas variaba: la tos que lo molestaba cada vez más, el hambre que parecía haberse ido y no querer volver, el fútbol o alguna noticia de la que se hablaba en la ciudad. Me acuerdo de los sillones de la casa, del olor a living, del té que siempre nos ofrecían. A veces me quedaba a solas con él, otras veces se sumaban a la ronda sus hijos y su esposa. La máquina que le daba oxígeno formaba parte del paisaje, como un mueble más. "Por más ruido que haga esa máquina de oxígeno, a mí no me molesta. Siempre dormí como un tronco", me dijo sonriendo un día.

Tardé en ponerle nombre a la situación, pero al fin me di cuenta: "familiaridad". En su casa me sentía a gusto. Me gustaba visitarlo.

Una de las cosas que se lleva el cáncer de pulmón, además de tiempo y vida, es el aire. Cuesta hablar sin fatigarse: una simple caminata desde el living hasta el baño puede traer como regalo no deseado un buen rato de respiración agitada. Él, sin embargo, nunca abandonaba su sentido del humor. Tenía algo en la mirada que me daba tranquilidad. Mucho tiempo después, me di cuenta de que además de varias cosas, vaya uno a saber por qué rara asociación mental, me hacía acordar a mi viejo.

Un día, llamó su esposa. Se la escuchaba inusualmente preocupada. La dosis de morfina que le habíamos indicado no lograba darle alivio al respirar. La ansiedad había llegado y costaba hacerla a un lado. La enfermedad comenzaba a acelerar sus pasos. Con la falta de aire se forma un círculo que, cuando se instala, gira y gira. La falta de aire genera ansiedad, la ansiedad hace que falte cada vez más el aire y eso es incómodo, limitante.

"¿Sabés qué pasa, Ale? Cuando quiero decir algo, tengo que pensar la forma más corta para decirlo, porque si uso muchas palabras, me agito." Busqué en libros y nunca encontré una definición más clara, más humana, más precisa para la "disnea", que es la palabra que usamos los médicos para decir que el aire no alcanza.

*

Al final, él y su familia decidieron que lo mejor era internarse. "Vamos a perder intimidad, pero por lo menos va a haber una enfermera o una médica a quien podamos consultar en todo momento."

El proceso de enfermedad iba dejando marcas en los integrantes de la familia. En algunos, de tristeza; en otros, de pena; en otros, de miedo. A él se lo veía cansado; a ella, exhausta.

Comencé a visitarlo en el sanatorio. La familia se organizó con turnos para poder acompañarlo todo el tiempo.

Muchas veces preferían quedarse en la sala de espera aunque pudieran ir a su casa a bañarse, a descansar o comer algo, pero no, preferían estar ahí, cerca de la habitación. "Si pasa algo, yo quiero estar cerca", me dijo una de sus hijas cuando vio mi cara de sorpresa un día al verla en el pasillo.

Una tarde, llegué al sanatorio y la esposa y dos de sus hijas me estaban esperando afuera de la habitación. Me pidieron hablar. Bajamos juntos los dos pisos por la escalera hasta la salida y cruzamos la calle. Justo enfrente había un café. Entramos, nos acomodamos en una mesa y pedimos algo para tomar. Una de las hijas se animó a preguntar: "Está llegando el final, ¿no?".

Aprendí que a veces ciertos interrogantes no buscan ser contestados. Una pregunta puede ser la forma para sacar un tema, un intento por hacerle frente a ese monstruo que es la inmensidad, al vacío que supone morirse, irse, partir, ya no estar. La charla fue larga y profunda. Compartimos más de un café y distintos puntos de vista. Agradecí haber recorrido junto a ellos esos últimos meses: volvió todo más sencillo, como si todavía pudieran quedar dudas sobre la importancia que tiene el vínculo con las familias y los pacientes en nuestra tarea paliativa. Intenté pagar el café pero no me dejaron. Conmovido por la charla, me despedí y subí a la habitación a visitarlo.

Estaba peor que hacía dos días atrás, la última vez que nos habíamos visto. Más cansado, más agitado, con el oxígeno haciendo fuerza para entrar a su nariz por esas mangueritas. La medicación para la falta de aire ayudaba con el alivio, pero sabíamos que el final estaba cerca. Él estaba despierto, con ganas de hablar. Antes de arrancar cada frase, se tomaba unos segundos, como pensando al detalle cada palabra. Recordé aquello que me había dicho sobre cómo economizar el lenguaje y la falta de aire.

Durante los últimos días en el sanatorio, las charlas que compartimos fueron las de siempre. Intentamos ponerle palabras a cada una de las cosas que iban pasando: al miedo a la falta de aire, a la nostalgia por saber que se estaba despidiendo, al orgullo infinito por ver la familia que había construido. Las conversaciones eran a veces profundas y emotivas; otras veces, banales. Una de las cosas que aprendí con él fue que al final de la vida también se puede hablar sobre tonterías, cosas irrelevantes que incluso resultan necesarias. La solemnidad que nos produce la muerte a veces sólo nos separa y nos deja callados.

Pero ese día, algo sucedía. Estaba más serio y hacía menos chistes que de costumbre. "¿Pasa algo?", le pregunté.

Tardó en hablar. Creo que no sólo por la falta de aire, sino porque a veces hay cosas que son complicadas de decir. Al fin, se animó a sacar eso que durante los últimos días le estaba dando vueltas, un miedo que no lo dejaba en paz: "¿Cómo me voy a morir?", preguntó.

En aquella época, no estaba ni acostumbrado ni preparado para que un paciente me hiciera una pregunta así. No sé si ahora lo estoy, pero al menos en estos años fui practicando respuestas. No sé qué cara habré puesto. Le expliqué que la falta de aire, incluso cuando se pone brava, tiene tratamiento con remedios, con combinaciones de medicamentos, con otras técnicas. Eché mano a todo lo que sabía sobre disnea. Le hablé con calma. Vi cómo mis respuestas comenzaban a traerle algo de alivio. Sin embargo, algo faltaba. "¿Te puedo preguntar algo más?", dijo mirándome fijo.

Yo sabía que su pregunta, esa que tenía guardada y costaba sacar, era otra cosa, aunque no lograba imaginarme qué. Se tomó muchos segundos. Comenzó a mirar hacia el costado, hacia el piso, hacia el techo, hacia cada rincón de aquella habitación del segundo piso de aquel sanatorio.

En estos años fui aprendiendo que muchas veces hay preguntas dando vueltas en el final de la vida. Que sean difíciles de hacer, que las palabras no alcancen, es otro tema. Tomó como pudo ese aliento que no hacía más que escurrírsele y al final, en voz muy baja, preguntó: "¿Morir duele?".

*

Al principio, no entendí. No sabía si se estaba refiriendo a alguna molestia que pudiera aparecer súbitamente o si las últimas horas de vida siempre eran con dolor por el hecho de tener cáncer y estar muriéndose. Terminó la pregunta y me dedicó una mirada tierna e infinita, como quien sabe que algunos misterios son eso, misterios. Ambos nos quedamos callados. Me pareció ver en su gesto algo de alivio por el solo hecho de haber podido preguntar. "Imagino que no te estás refiriendo a esos dolores físicos de los que varias veces hablamos", le dije. Me miró con calma. Sabía que igual que él, también yo necesitaba ir buscando valentía para esa conversación. Nadie nos apuraba: ni la falta de aire, ni la cuenta regresiva, ni el ruido incesante del oxígeno a través de las mangueras.

Al fin, pude darme cuenta de que se refería al instante exacto de la muerte. Al suspiro final. Quería saber si en "ese" momento se produciría algún dolor, como si el alma, en su tarea final de despegarse y emprender su vuelo, fuera capaz de arrancarle al cuerpo una última sensación de malestar.

"No sé. La verdad es que no sé", le admití mientras adentro veía cómo se me mezclaban adrenalina, incertidumbre y una extraña sensación de bienestar.

Fue lo único que alcancé a decirle. Nos quedamos un rato más en silencio, él recostado en la cama y yo sentado en un sillón, cada uno mirando para su lado, con una sensación parecida a la tranquilidad de quien sabe que pudo tener la charla que debía. Nunca alcancé a decirle cuánta admiración me producía ver cómo había enfrentado su destino.

Le pregunté si prefería descansar y me contestó que sí con la cabeza, con visible gesto de fatiga. Lo ayudé a recostarse en la cama, le di un beso y salí. En el pasillo esperaban sus hijas y su esposa. No fue necesario contarles mucho. Apenas les dije que se había recostado, que estaba intentando descansar un poco y que estaba tranquilo.

Fin de semana

Me quedan dos o tres días, me dijo recién la doctora. Ahora debe estar afuera, explicándoles alguna cosa más a mis familiares. Me los imagino: todos parados en ronda en el pasillo, escuchando el informe, en silencio. Es raro. Durante mucho tiempo pensé en este momento y al final acá estoy, en esta habitación de este hospital que tanto conozco. No estoy asustada, no es miedo lo que tengo, aunque de a ratos me viene una sensación desconocida, como de vacío.

A la doctora la conozco desde hace casi veinte años, cuando empecé con todos estos problemas de riñones. Me acompañó desde el comienzo y ahora tiene sus años. De alguna manera, envejecimos juntas. Al principio parecía no ser tan grave lo que me pasaba y, si bien los doctores no sabían por qué mis riñones habían enfermado de golpe, creían que era algo que con más remedios y menos sal se iba a poder llevar sin mayores complicaciones. Me dijeron que lo mío era "insuficiencia renal". Me dio impresión tener eso, sonaba fuerte, "insuficiencia renal", aunque después me acostumbré. Los primeros años me hacían análisis y estudios cada dos por tres.

Unos cinco años después, todo empeoró de golpe, me puse muy enferma y tuvieron que internarme. Estuve casi un mes en este mismo hospital, en una habitación acá cerquita. Esa vez, la cosa se puso grave. Hasta pasé unos días en terapia intensiva y ahí fue cuando los doctores me dijeron que me iban a tener que hacer "diálisis". Nunca había escuchado esa palabra. Recuerdo que me la tuvieron que explicar varias veces, hasta me hicieron dibujos donde me mostraban en qué consistía. Fue esta misma doctora la que, con mucha paciencia, me explicó todo. La situación era dramática y a la vez sencilla: mis riñones ya no funcionaban y la diálisis era mi única opción. O sea, a partir de ahí iba a necesitar una máquina que hiciera, dos o tres veces por semana, lo que mi cuerpo no podía. En algún lado, en casa, todavía debo tener guardados esos dibujos. Desde entonces, me hago diálisis cada semana.

Estos últimos meses fueron difíciles. El tratamiento se complicó y me interné varias veces, en general por infecciones en las mangueritas por donde se hace la diálisis. Varias veces se taparon y no sé cuántas cosas más. Mis pobres venas están cada vez más viejas y gastadas. "Ya no tenés más venas", me suelen decir las enfermeras. Y yo un poco me río por dentro cuando escucho eso. Venas tengo, que no sirvan es otra cosa.

Los últimos días fueron los peores. Hace tres semanas que estoy internada con una complicación distinta cada día. Una infección por aquí, un problema por allá, el potasio por las nubes, cosas que ya me pasaron tantas veces pero con una novedad: sin riñones y sin diálisis. La única opción es que me vuelvan a operar para ponerme otro "catéter", que es como los médicos le dicen a las mangueritas. Pero es riesgoso. "Estás frágil", me dicen, como si no me diera cuenta cómo estoy. Y cansada. Además, estoy muy cansada.

Me dieron un par de días para poder pensar el asunto de si me vuelvo a operar y conversarlo con mi familia. ¿Me arriesgo a ponerme otro catéter o me dejo de dializar? Yo ya estoy decidida desde hace tiempo, siempre supe que quienes más necesitan estos días de reflexión son mi esposo y mis hijos, que deben estar ahí afuera en el pasillo. De acá los oigo.

En su última visita, el médico que me está atendiendo me explicó las consecuencias que va a traerme dejar de hacerme diálisis. Es joven, se lo ve dedicado y comprometido. A veces se pone un poco nervioso cuando me habla. Estos últimos días, observé con especial ternura cómo se preocupa por mí y me pasa a ver varias veces por día para saber si me siento bien. A veces, mientras me está revisando, trato de imaginar qué edad tiene. Hoy hice el cálculo y llegué a la conclusión de que yo estoy enferma desde antes de que él entrara a la facultad. Yo ya sé –miren si no lo habré aprendido en estos quince años de diálisis– qué le pasa a una persona cuando deja de dializarse. El doctor me explicó con detalles y yo lo dejé. Me repitió –más para él que para mí– "que la máquina de diálisis es la herramienta para que no se acumulen desechos en mi cuerpo y si esa máquina no hace su trabajo... bueno, ya sabés". A veces pareciera como si los médicos estuvieran obligados a decir lo obvio, no sé por qué, quizás para escucharse y convencerse ellos mismos de lo que están diciendo.

A fin de cuentas, yo lo que quería saber no me animaba a preguntarlo y él no sabía cómo decírmelo. Hasta que, por fin, tomó valor: "Dos o tres días. Si dejás de dializarte, vas a vivir dos o tres días".

Como todo, una cosa es imaginar algo y otra cosa es vivirlo. Tampoco me sorprendí tanto. La decisión ya estaba tomada, ya no quiero sufrir más. Y además no me voy a arriesgar a operarme de nuevo. Te podés "quedar" en el quirófano, me dijo uno de los cirujanos ayer. Es raro cómo hablan a veces los médicos. "Quedar", me dijo.

Así que me voy a casa, para qué voy a seguir internada en el hospital. Hoy es viernes y todavía es mediodía. Vieran cómo está mi cabeza de inquieta, parece una catarata de pensamientos. Me viene bien este ratito de estar sola. Mis hijos están afuera hablando, sacándose dudas y preparando todo. Soy la mamá y los conozco. Cuando están conmigo ponen cara de que todo está bien, pero sé que están tristes y asustados, sobre todo el mayor.

Ayer me vinieron a ver todos en el horario de visitas y pudimos hablar. Les dije que no me quería dializar más, que estoy cansada. Que no es que quiero bajar los brazos, pero un poco sí. Son muchos años con esta enfermedad y no quiero sufrir más. Todos me miraban. Mi marido, siempre tan compañero, me acariciaba la mano. Fue un momento fuerte. Algunos no pudieron contenerse y lloraron. Parecía una escena de una película que vi una vez: *Memorias de Antonia*, creo que se llamaba, no sé si la vieron. Mi hija del medio dijo que respetaba mi decisión y que siempre me iba a acompañar, pase lo que pase. Es raro: al terminar de hablar me inundó una paz adentro mío que nunca había sentido. Para mí era muy importante lo que ellos me dijeran. Menos mal.

Se acaba de ir una enfermera. Me vino a preguntar si se me habían ido las náuseas. Le mentí, le dije que un poco sí pero en realidad siguen igual que hace una hora, cuando tomé el remedio. Pero no me quiero quedar ni un minuto más acá, no veo la hora de estar en mi casa. Miren si por unas simples náuseas, que si las conoceré, me voy a quedar internada más de la cuenta. No, señor, vamos a casa de una vez. La enfermera sonrió y salió de la habitación. Su cara estaba rara. En todos estos años, me volví experta en caras de enfermeras y médicos. Me doy cuenta cuando les pasa algo, les noto el gesto raro, aunque sonrían y quieran disimular. No importa. Tampoco son tantas las ganas de vomitar. Seguro que en un rato estoy mejor.

Ahí entró una de mis hijas. Me preguntó cómo estaba y me dijo que estaban preparando todo y que en un rato ya nos íbamos. Le sonreí y volvió a salir. Estaba ansiosa.

Dos o tres días, pienso, un fin de semana. Este fin de semana. Me siento rara. Nunca había tenido tanta certeza de algo en mi vida. Incluso, las veces que estuve más segura de algunas cosas, del amor a mis hijos o a mi marido o de lo infinitamente alegre que me sentí con cada nieto. "Dos o tres días." Me cuesta hasta decirlo, pero me siento fuerte. Entre tanta debilidad, me siento fuerte. Me queda un fin de semana.

¿Habré tomado una buena decisión? Mi cabeza no para, estoy como atontada, mis pensamientos saltan como grillos. Ojalá en las próximas horas todo se acomode un poco, mi cabeza y las náuseas.

A esta hora, el hospital todavía está despierto. Es mediodía y escucho cómo todavía todos van y vienen por el pasillo. Enfermeras llevando una medicación a un paciente, un médico que pregunta dónde está una historia clínica y el carrito del almuerzo pasando lleno de bandejas vacías.

Me detengo en un pensamiento: *¿Soy la paciente más grave de todo el hospital?* Qué estúpido pensar en eso. Pero no puedo parar y sigo: *¿Estaré más complicada que aquellos que están en la terapia intensiva?* Quién sabe. Quizás apenas sea la persona más consciente de su gravedad.

Saliendo de la sala donde estoy, hay un pasillo que después de dar unas vueltas llega a neonatología. Conozco tanto este hospital que cuando estoy aburrida me imagino que salgo y lo camino. Tuve que ir inventando técnicas anti-aburrimiento en tantas horas de diálisis. Al principio, leía libros y hacía crucigramas. Después probé con música y al final ya no supe qué más hacer. Entonces, empecé a usar mi técnica: imaginar que voy a lugares. Pero no así nomás. Me concentro lo más que puedo y pienso en cada detalle. Viajo con mi mente. Una vez imaginé que iba a la playa del lago Gutiérrez en pleno verano y de golpe desperté toda transpirada: era el calor del sol con el que llené mi cabeza.

¿En neonatología habrá algún bebé de dos o tres días? Seguro que sí. Ese bebé y yo nos parecemos, al menos en los días que tenemos pero con una pequeña diferencia. Qué pavadas me vienen a la cabeza. Por lo menos, me voy tranquilizando. Ahí vuelven las náuseas. Cuando se ponen fuertes, son insoportables.

Recién entró otra vez mi doctora, la especialista del riñón. Me preguntó cómo estaba, le conté que bien, con ganas de irme. Le quise dejar en claro que estaba tranquila. Me di cuenta de que esta vez no entró para nada en especial. No sé por qué pienso que toda esta situación le cuesta más a ella que a mí. No diría que en estos años llegamos a hacernos amigas, pero nos pudimos conocer bastante. Me di cuenta en sus ojos que mi decisión de suspender la diálisis la tenía angustiada. Intenté decirle que no se preocupara, que iba a estar bien, como para tranquilizarla. Pero mi comentario parece que le produjo el efecto inverso. Se puso con ojos vidriosos y se fue. Vuelvo a estar sola.

Hace un par de semanas, una de mis nietas me hizo una pregunta: "Abuela, si un día vos te morís, ¿te vas a aparecer en mis sueños?". No sé de dónde saca una pregunta así una nena de 7 años. Cuando logré improvisarle algo que parezca una respuesta, ella ya se había puesto a jugar con unas tacitas y una especie de máquina vieja que tiene para hacer café. Ahora estoy sola en la habitación y me pongo a pensar esas cosas. Me pregunto si a donde quiera que vaya podré aparecerme en sus sueños.

¿Faltará mucho para que me den el alta?

Acaba de visitarme un médico que nunca antes había visto. Dijo su nombre pero no lo pude retener. Se sentó en mi cama y hablamos unos minutos. Era pelado y tenía barba, no puedo recordar en qué parte del hospital me dijo que trabajaba. Me preguntó cómo estaba con la idea de irme de alta. Le dije que tranquila aunque un poco asustada. Me pidió que le contara de mis miedos. Hablamos de mi familia, de que una de las cosas que más me preocupaba era cómo iban a estar ellos cuando yo ya no estuviera. Le conté también de las náuseas y le dio a mi marido una receta para unas gotitas por si las ganas de vomitar empeoraban. No sé si su intención fue quedarnos a solas para poder charlar, pero con la misión que le dio a mi marido de ir a buscar ese remedio, lo logró. Me pidió que le detallara qué me daba miedo. Parece una pregunta tonta, pero no supe cómo explicárselo. Mientras le intentaba decir algo, entre el cansancio y la náusea, terminé hablando de que en realidad lo que más me molestaba era la culpa que sentía. Hasta ese momento sólo había hablado con una amiga de la culpa. No me animaba a mencionarle nada de eso a ninguno de mis hijos y menos a mi marido.

Son muchas culpas las que siento: culpa por tomar la decisión de no hacer más diálisis, culpa por la tristeza que van a atravesar cuando yo no esté, culpa por partir. El doctor (hago el esfuerzo y no logro recordar su nombre) me contó que era pediatra. ¿Un pediatra viendo a una vieja como yo? Me contó que cuando los niños internados tienen que entrar a quirófano para operarse hacen un juego donde los invitan a sacar a los miedos.

Me invitó a hacer lo mismo: echar a mi culpa, mis miedos y mi angustia. Decirles que se vayan. Me pareció raro y un poco infantil. Después veré si lo pongo en práctica, ahora me da cosa ponerme a gritarle a mis miedos y que justo entre una de las enfermeras. ¿Qué va a decir si me ve diciendo cosas al aire? Va a pensar que alguna sustancia rara se me aumentó en la sangre y que comencé a enloquecer de golpe.

Me insistió en que ahuyentara los miedos, que no daba igual vivir los últimos días de vida de cualquier manera. (¡¿Cómo era que se llamaba?!) Se despidió y salió de la habitación. Volví a quedar sola unos minutos.

Ahí entra mi marido. Me hace un gesto mostrando que pudo conseguir el frasquito para las náuseas. Me pregunta si estoy lista. Le digo que sí con la cabeza. Los grillos y las náuseas siguen ahí. Respiro profundo. Él está guardando las pocas cosas que quedan en la habitación. Le voy a pedir que se fije una vez más en el baño, no vaya a ser cosa que nos estemos olvidando algo.

Me moriré realmente cuando se muera el último de mis amigos, cuando se muera el último que me recuerde.

Jorge L. Borges

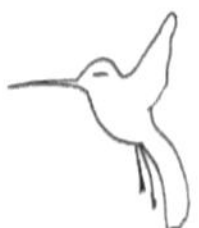

LOS ÁRBOLES
Y LOS AMIGOS INVISIBLES

Hace unos días estaba lavando los platos y mi hijo de 6 años me pregunta:

–Pa, ¿sabías que tengo un amigo invisible? Le puse de nombre *Cacho*.

–Ah, ¡mirá qué raro! Nunca había conocido a ningún amigo invisible que se llamara Cacho.

–Sí, es que elegí ese nombre para que me haga acordar al abuelo.

El Cacho en cuestión era mi abuelo, fallecido hacía cinco años. Mi hijo era muy pequeño para aquel momento. Su memoria ante todo está hecha de las historias que le fuimos contando, de las fotos que tenemos en casa donde el abuelo le hace upa y de nosotros, que dos por tres lo recordamos.

*

Nos habían avisado por mail que uno de estos días iba a llegar a Bariloche. El mail lo habían mandado desde el Hospital Garrahan de la Ciudad de Buenos Aires, centro pediátrico de derivación nacional, a donde van muchos niños, niñas y adolescentes de todo el país a atenderse cuando tienen enfermedades graves, cirugías riesgosas o problemas de salud infrecuentes.

Fabián tenía en ese momento 11 años, era oriundo de Bariloche y hacía muchos meses que estaba en Buenos Aires. Un año atrás le habían diagnosticado cáncer en un hueso de la pierna y desde entonces había recibido quimioterapia, se había operado dos veces y, sobre todo, había pasado mucho tiempo internado. Lo que más extrañaba era su ciudad, su casa y sus cosas.

El primer día que lo vimos vino acompañado de su mamá, una mujer que mucho nos mostró con su cara y su actitud ni bien la vimos: se reía poco, parecía cansada y preocupada, probablemente en ese orden.

"Fabián, contales a los médicos si te duele, dale. No quiero que después lleguemos a casa y me digas todos los dolores que tenés porque yo no soy tu doctora y no sé qué hacer cuando te duele mucho."

En ese primer encuentro, Fabián estuvo callado. No parecía timidez, sino más bien ausencia, como quien está un poco acá y otro poco allá. Era evidente que haber venido a visitarnos había sido más un deseo de su madre que suyo. Él hacía fuerza por mirar el piso.

"Quiero, por favor, que se ocupen de su dolor. Tiene la pierna hinchada y le molesta. Nosotros ya sabemos todo lo que tiene; los doctores allá nos explicaron todo. Nos dijeron que vengamos a verlos a ustedes, que iban a ser los que se ocuparan que él estuviera bien, sin dolor", nos dijo la mamá con ese tono que al principio nos pareció tan serio y que con el tiempo se fue poniendo tierno.

Con los años fuimos viendo tantos tipos de madres y padres como de niños y niñas enfermos. Pero haciendo el intento los podemos agrupar, algo simplificadamente.

Hay familias que delegan prácticamente todos los cuidados y decisiones de sus hijos en el equipo de salud. Por cansancio o por dificultad a la hora de tomar decisiones, por raíces culturales, por algún motivo o varios llegan y la imagen que los representa es la de un niño esperando ser atendido, en una camilla o en una silla y los padres mirándonos con cara de "Ustedes saben. Dígannos qué hacer". El desafío acá es comprender la causa y trabajar sobre ella. La tarea en estos casos es construir la confianza, compartir el conocimiento, de modo tal que la familia y el niño sigan teniendo un rol activo durante la enfermedad.

Luego están las familias que, en un amplio abanico de formas, quieren compartir el cuidado y las decisiones. Siempre encuentran el modo para decirnos "Ustedes son los doctores; nosotros, los padres". Con estas familias se produce una dinámica de "ida y vuelta". Se mantienen discusiones e intercambios, se aprende a esperar el tiempo de las decisiones.

El tercer grupo son las familias que, a priori, dejan poco espacio para la intervención profesional. Ellas saben cuándo consultar y escuchan pocas opiniones. Nos dicen qué y nos dicen cuándo. Algunas veces, la relación que vamos construyendo con estas familias nos permite entender sus razones y sus porqués. Este era el caso de Fabián y su familia.

*

En ese primer encuentro no le conocimos la voz. Apenas unos movimientos de cabeza para contestar nuestras primeras preguntas: "¿Cómo te sentís hoy?", "¿Estás con dolor?", "¿Hay algo que te preocupe, que nos quieras contar?".

La mamá, sentada en la silla, seguía nuestra conversación unilateral con ojos firmes, atentos. Fabián se mantenía apático, con evidentes ganas de estar en otro lado. Le cambiamos algunos de los remedios que traía desde Buenos Aires. Le explicamos por qué nos parecía que tenía que comenzar a tomar morfina, que le iba a calmar más el dolor. Aunque no lo preguntó, le dimos nuestro parecer sobre su pierna inflamada y le preguntamos sobre qué cosas le daban ganas de hacer ahora que estaba en Bariloche. No nos contestó nada, excepto cuando le preguntamos si estaba con ganas de irse a su casa, que nos dijo que sí.

Nos despedimos de ambos, acordamos una próxima consulta en unos días. La mamá agradeció y como llegaron, se fueron. Así nos quedamos nosotros, entre asombrados y vacíos.

Los encuentros en Cuidados Paliativos a veces están rodeados de romanticismo, como de una extraña aura de ternura, rebosantes de empatía y profundidad. Será que a quienes trabajamos en esto nos toca ser testigos de épocas tan especiales de la vida de la gente, momentos donde la preocupación, los lazos profundos, el amor, todo se pone a flor de piel. Los corazones se abren y los abrazos se multiplican. Pero no siempre las cosas son así. A veces nos preparamos para ser parte de un encuentro de corazón a corazón y nos encontramos con otra cosa, algo distante, esquivo. Ese día, después de que Fabián y su mamá se fueron, nos quedamos un rato en silencio, con un sentimiento difícil de nombrar. Uno de mis compañeros dijo que podía ser desazón y el resto asentimos, no del todo seguros. Quizás algo de la tristeza de Fabián y su mamá se quedó con nosotros, como un aroma de pena.

*

La enfermedad de Fabián estaba en una etapa avanzada. La única expectativa del tratamiento era el control de los síntomas y el acompañamiento emocional y espiritual a él y su familia. Además de su mamá, que no faltaba a ninguna consulta, estaba su papá, más tímido, más retraído y su hermano dos años mayor. De a poco comenzamos a conocerlos. Así, nos enteramos de que su papá no sólo era más callado, sino que por distintas razones no había viajado y compartido con él los largos meses de internación y tratamiento en Buenos Aires. Esa era la razón (al menos una de las razones) por las que el papá parecía estar siempre en un segundo plano, como fuera de foco, sufriendo pero en silencio.

Fabián era un poco cada uno de sus padres. De su papá tenía la calma, el silencio antes de la respuesta. De su mamá, la franqueza, la ironía inteligente y la lengua filosa. Nos fuimos haciendo amigos, pasito a paso, con chistes de fútbol, pruebas de confianza y largas charlas.

Como quien dice en el barrio, nos fue midiendo. Es sabido: los chicos no regalan su amistad a cualquiera que se les cruza. Y menos cuando ya vienen recorriendo un camino largo, con tantas caras, tantas curvas y tanta gente.

Durante las últimas semanas de su vida, las visitas comenzaron a ser en su casa. La familia nos recibía siempre con un té o con algo para comer. Fabián pasaba cada vez más tiempo en su habitación, que rebalsaba de pósters de Boca. La Play, su fiel compañera, le regalaba los momentos de soledad que él buscaba. Su juego favorito era uno en que tenía que matar a todo aquel que se cruzaba en el camino. Ganar puntos por cada muerte: curiosa y frecuente elección de niños con enfermedades graves. Cuando comentamos en el equipo este fenómeno, nuestra psicóloga nos explicó que este comportamiento no es para nada infrecuente, que se llama "sublimación" y que consiste en que el "yo" pueda llevar sus pulsiones desde el mundo de los deseos al mundo de lo viable y aceptable. Como sea, sorprende pero no tanto que los chicos, en especial los que tienen la muerte dándoles vueltas cerca, jueguen a estas cosas. Pienso que por algún lado lo tienen que elaborar, sacar, procesar, digerir. No sé qué diría la psicóloga del equipo si me escuchara hablar con tan poca especificidad lingüística después de todo el esfuerzo que hizo y hace por explicarnos el funcionamiento de la mente de los niños.

Un día llegamos y Fabián estaba dormido, sin ganas de hablar. Aprovechamos para conversar con sus papás. Nos contaron algo que hasta ese día nunca habían mencionado. "¿Ven ese árbol del jardín?", nos dijo el padre invitándonos a levantarnos de la mesa. Nos acercamos a la ventana, nos señalaron uno de los tantos árboles que tenían en el parque. Para nosotros era un árbol sin nada en especial. "Ahí comenzó todo."

Nos contaron que dos años atrás, en un día cualquiera de primavera, Fabián estaba jugando afuera con su hermano. Se trepaban a ese árbol una y otra vez. No tenía nada de especial, jugaban a escalar ese árbol desde pequeños. Técnicamente hablando, era un árbol fácil de subir, con ramas firmes y gordas. En una de esas subidas y bajadas, Fabián perdió el equilibrio y cayó al piso. Golpeó su pierna al caer. Según parece, fue un golpe fuerte, incluso lloró un buen rato. Pero nadie se alarmó porque tenía 9 años y un prontuario generoso en caídas y tropiezos, como cualquier niño escolar. Ese día, el juego terminó ahí. Se fueron a cenar y a dormir.

Unos días después, el dolor no terminaba de irse. Lo llevaron a ver un médico, que recomendó analgésicos y reposo. Pasaron los días y nada, más dolor. Visitaron a otros médicos, hasta que uno le hizo una radiografía y vio algo anormal, redondo, amenazante. Recomendó estudios de urgencia. Una tomografía, unos llamados a las apuradas y un viaje imprevisto a Buenos Aires. Eso que empezó con un golpe pasajero se transformó en un tumor. En el Hospital Garrahan confirmaron lo que en nuestra ciudad había sido más que una sospecha: ese tumor era maligno y atacaba su hueso.

"Odiamos ese árbol. Ahí comenzó todo", dijo la mamá sin dejar de mirar la ventana. Nosotros seguíamos parados, mirando ese árbol que en cuestión de segundos se había vuelto especial, único, tan distinto a cualquier otro árbol del jardín.

Las enfermedades son historias que comienzan en un punto. El día que ella, bañándose, se tocó una pelotita en una mama. La tarde que él fue de cuerpo y largó un poco de sangre. El día que le dieron la noticia de que lo echaban del trabajo y la angustia fue tan fuerte que le produjo ese tumor en el estómago, o al menos así nos lo cuentan con frecuencia. Necesitamos encontrar un inicio. Es parte del sentido que buscamos cuando nos preguntamos el porqué de algo tan misterioso como una enfermedad. No importa si el comienzo es real, científico o poético: todas las enfermedades hacen su primera aparición de una manera. En todos los relatos de nuestros pacientes, esa piedra fundamental termina estando a la vista. Fabián y su familia habían decidido que fuera ese árbol o, mejor dicho, esa caída. A la caída era difícil echarle la bronca. Al fin y al cabo, una caída es efímera y escurridiza. Sin embargo, enojarse con ese árbol era más sencillo. Seguía allí, como muestra de la desgracia, como mojón del destino ingrato.

Siguieron pasando los días. Cada dos o tres, lo visitábamos en casa. Un día llegamos y, casi sin que alcanzáramos a sacarnos el abrigo, nos preguntaron: "¿Los niños que están muy enfermos saben que se van a morir?". Además de contestar que sí, que con frecuencia lo saben, les preguntamos por qué no lo habrían de saber. Sabíamos que "los niños" eran "su niño". Les dijimos que no sabíamos a ciencia cierta cuánto intelecto desarrollado se necesita, o mejor dicho necesitaba Fabi, para "saber" algo así. Nos miraban atentos, escuchaban nuestras voces mientras sus corazones latían más rápido que de costumbre.

Nunca supe si el verbo exacto es "saber". ¿Será que la muerte próxima se sabe? ¿Será que se siente? ¿O será que se intuye o se palpita? No sé, la verdad. Pero sí sé que cuando se logra confianza con los chicos, el tema está ahí, latente, esperando ser charlado.

Quien más pudo caminar con Fabián hasta llegar a estos rincones fue la psicóloga del equipo. "Cuando está con vos, hasta apaga la Play", le dijo un día la mamá a nuestra compañera en forma de elogio.

La enfermedad avanzaba día a día. Cada vez, las conversaciones eran más cortas. Comenzaba a faltar el aire. Fabián se agitaba. El Fabián que en las últimas semanas habíamos conocido, locuaz, preciso con las palabras, comenzaba a dar paso a uno más replegado, más vuelto un bollito para adentro. Intuíamos que quedaban pocas charlas con él y sabíamos, sentíamos, que quedaban aún cosas por decir. En general, las visitas a su casa las hacíamos dos o tres integrantes del equipo. La dinámica se repetía: llegábamos, saludábamos, nos contaban las últimas novedades de cómo había estado, la psicóloga iba a visitarlo al cuarto y el resto nos quedábamos en el living tocando este tema o aquel, en compañía del papá, la mamá y a veces la abuela.

En una de estas charlas, en su cuarto, con la puerta cerrada, Fabián le dijo a su psico-confidente: "En realidad, yo sé que la culpa no es del árbol. Decimos que fue él el que me hizo la enfermedad pero yo sé que no. Me tocó porque me tenía que tocar". Silencio. Tomó aire y siguió: "Yo estoy tranquilo, un poco cansado, con ganas de que todo termine. A veces veo que mi familia está muy triste. Entonces, cuando me preguntan cómo me siento les digo que bien, aunque no estoy del todo bien. Pero no quiero que se preocupen ni se pongan mal".

A veces no es necesario decir nada para que una conversación continúe. Otras veces es muy difícil saber qué decir. Él sabía a dónde quería llegar. Fabi hizo lo que tantos chicos a la hora de hablar de temas incómodos: la hizo fácil.

"Estuve pensando algo estos días. Me gustaría que al lado del árbol malo, mi familia pueda plantar un árbol cuando yo ya no esté. Se me ocurrió que puede ser una manera para que no se olviden de mí. Una manera linda. Con vida. Porque los árboles están vivos, ¿sabías?" Nuestra compañera tomó aire y valentía y le preguntó:

–¿Les contaste algo de esto a tus papás?

–No, porque se van a poner muy tristes. Si podés, ¿se lo decís vos? –le pidió clavando sus ojos en los de ella.

Hablaron un ratito más. Al día de hoy, nuestra psicóloga no recuerda nada más de la charla a partir de ese momento.

Ella salió de la habitación con una cara visible de conmoción, pidió permiso y se fue a lavar la cara al baño, que es el lugar donde en general vamos cuando estamos conmovidos y no sabemos a dónde ir. Salió al ratito, hablamos unos minutos más con los padres y nos despedimos.

*

Fabián falleció unos días después, en su casa, como él y su familia querían. A la semana los visitamos. Nos recibieron ambos padres, tristes y calmos, con la mirada apagada. Nos invitaron a pasar, nos convidaron unos mates y nos sentamos en la misma mesa de siempre. Nos quedamos ahí un rato, todos en silencio.

Cada encuentro con una familia atravesando un duelo es único. Sin embargo, suelen estar empapados de sentimientos y colores similares. Está la tristeza profunda por la pérdida pero muchas veces también hay algo que parece querer llegar desde el mundo del alivio: "Al menos, nos reconforta saber que dejó de sufrir". Otras veces los padres –toda la familia, pero especialmente los padres– se asoman a un precipicio desconocido: "No sé si voy a poder, ahora que no está". Y algunos encuentran tomas, esos huecos en la pared de los cuales los escaladores se agarran para no caer al vacío: "Están mis otros hijos. Tengo que estar fuerte por ellos". Algo para poder seguir.

La charla silenciosa del principio fue haciéndoles lugar a las palabras. Primero de tristeza, luego se alcanzó a colar alguna anécdota, una historia en forma de recuerdo de Fabi. En un momento, antes de entrar a la casa ese día, habíamos decidido que les teníamos que "contar".

Les hablamos sobre lo que había imaginado Fabián, el árbol que quería que plantasen en su memoria. Incluso, les dijimos dónde quería que se hiciera el pozo. En definitiva, de su intento por seguir bien vivo en sus recuerdos. Juntos reflexionamos sobre su elección: en una historia familiar donde el personaje odiado era un árbol, él quería trascender en forma de raíces, tronco y ramas, creciendo lento pero seguro, en un lugar de ese jardín, su jardín. Se emocionaron, lloraron, nos agradecieron por cumplir el deseo de su hijo y nos despedimos. Nos vimos unas pocas veces más.

Un tiempo después, nos llamó su mamá. Quería compartirnos dos cosas, acaso parecidas. Se la escuchaba alegre.

"Al final, plantamos el árbol y está creciendo firme en el jardín. Ah, y quería contarles que adentro mío hay otra semillita creciendo."

*

No llegué a conocer a Borges: desconozco si al decir la frase con la que comienza este relato habrá pensado en árboles. Apostaría a que seguro no contempló a los amigos invisibles. Pero todo habla de lo mismo: somos personas buscando un sentido, haciendo fuerza para no ser olvidados. Los modos para hacerlo, ah, eso es otra cosa.

Mi mamá se fue a una estrella. ¿Tan lejos?

"Nosotros preferimos no contarle lo que pasó con su mamá: es nuestra forma de cuidarlo. Cuando pregunta, le decimos que se fue, que ahora vive en una estrella."

Hablar de la muerte con niños a veces se parece a una cuerda floja en medio de dos torres y sobre ella nosotros, buscando equilibrio entre nuestras emociones y creencias. Los niños preguntan y, como es de esperar, se emocionan y reaccionan. Para colmo, parece que la Naturaleza se puso mezquina al momento de repartirnos la capacidad de soportar la pena de un niño: no queremos ver su tristeza, algo arcaico nos lleva a secarle sus lágrimas. La cosa no termina ahí: la exigencia es mayor aún cuando los adultos también estamos duelando al que ya no está o, para comenzar a llamar a las cosas por su verdadero nombre, al que se murió.

Ahí vamos los adultos, construyendo cada día una mirada del mundo, una opinión sobre las cosas, dudamos e incluso hasta cambiamos varias veces de parecer durante nuestra vida. La crianza de niños y niñas es uno de los tantos destinos finales de nuestras creencias. A niños, hijas, alumnos, nietos y sobrinas les inculcamos lo que consideramos mejor, los valores más altos y profundos, las asignaturas que creemos imprescindibles para poder pararse, caminar y hacer frente a este mundo.

La posición que vamos fijando en relación a la muerte no escapa a este grupo de enseñanzas. A veces nos ocupamos explícitamente y lo hablamos, provocamos diálogos y somos abiertos al intercambio, otras veces hacemos lo imposible por evadir ciertas conversaciones y, en su lugar, ofrecemos silencio y golosinas. Lo mismo da: siempre les estamos transmitiendo ideas y ahí están ellos, atentos y expectantes, absorbiendo miradas, nuestras miradas del mundo.

*

"Si no pregunta, preferimos no decirle. Es muy chica todavía y no queremos que se ponga tan triste. No tenemos derecho a sacarle la esperanza. A veces dice que espera que su mamá un día vuelva, y ahí se nos hace un nudo el corazón y nos quedamos en silencio, por miedo a llorar delante de ella."

Nuestras concepciones acerca de la muerte están ahí, como argumento y motor de nuestras acciones. Los mitos existen y los conocemos: "Por hablar de la muerte los niños se van a traumar", "Van a experimentar una tristeza tan profunda que no les permitirá volver a jugar", "La experiencia de pérdida les va a exigir más de lo que ellos pueden entender y surgirán problemas, quizás fallarán en el colegio..." y tantas otras cosas. Las razones son muchas y variadas pero algo nos fue enseñando la práctica de acompañar niños, niñas y familias en duelo a lo largo de estos años: sea cual sea la postura de los adultos sobre este tema, el motor es el amor, el intento por dar lo mejor que una persona en rol de crianza tiene para ese niño que necesita ser cuidado durante la experiencia vital del duelo.

*

"Tengo miedo de decirle lo que le pasó a su mamá porque imagino que voy a ponerme tan triste y voy a llorar tanto que no me voy a poder controlar delante de él."

Podemos buscar en libros, en videos, conocer otras experiencias y no encontrar la manera más adecuada para encarar la conversación. Echamos mano a símbolos y explicaciones que tenemos cerca y conocemos: estrellas, ángeles, jesucito, luna, dios, nubes. En algún momento, más tarde o más temprano, la Charla[1] sucederá y ahí nos encontraremos con dos cosas: con nuestras creencias, algunas que ni sabíamos que teníamos, y con un niño que nos mira, nos pregunta, nos dice y nos contradice.

*

---

1. "La Charla", así con mayúsculas, es como suena cuando los adultos se refieren a ese encuentro supuestamente único en el que se dirá y aclarará todo aquello vinculado a la mala noticia, la muerte o la tragedia por comunicar. En la práctica, vemos con frecuencia que esa gran charla está hecha de múltiples charlas, momentos y encuentros: más bien termina siendo una gran familia de charlitas.

> **"¿A una estrella se fue mi mamá? ¿Tan lejos?**
> **¿Y cuándo va a volver?"**

Y un día llega el momento: nos preparamos, ponemos nuestra mejor cara, hasta a veces ensayamos un guión (si es que no nos ganan de mano ellos con una pregunta) y entonces nos disponemos a hablar, a explicar, a decir.

*

> **"Tu mamá tuvo un accidente. Entonces, la llevaron**
> **al hospital y quedó internada, porque lo que le pasó**
> **fue que recibió un golpe en la cabeza tan fuerte que**
> **la tuvieron que operar. Pero la operación no alcanzó**
> **a curarla. Entonces, necesitó ayuda para respirar y**
> **ahí fue que le pusieron un respirador artificial, pero**
> **como el accidente fue tan tan fuerte, los doctores**
> **nos dijeron que al final dejó de respirar. Y cuando**
> **una persona ya no respira más, ya no puede vivir.   Y**
> **eso es lo que le pasó a mamá: partió."**

Queremos ser concretos, hacemos nuestro mejor intento por explicar sin ahondar en tantos detalles pero a la vez sentimos que tenemos que decir algunas cosas "para que entiendan". Necesitamos que entiendan, nos preocupa que no lo hagan. Buscamos explicaciones que le permitan a un hecho ir anudándose a otro, tener sentido. Detallamos sobre respiradores, terapias intensivas, accidentes graves, remedios y doctores. Evitamos decir palabras difíciles y técnicas, pero en su lugar elegimos eufemismos, o términos casi igual de complejos. Para un niño, un respirador, el cáncer, un infarto o la muerte cerebral son ideas abstractas, igualmente difíciles de comprender.

*

"–A mí, como abuela, lo que más me preocupa es que él no entienda que la mamá se murió, que no va a venir más.

–¿Se lo pudieron decir así, en algún momento, con esas palabras?

–No, así no. Creemos que es muy chiquito para escuchar eso."

¿Cómo ven la vida los niños? ¿De qué están hechos sus ojos? A veces, este sencillo ejercicio –que quizás ni llega a ser un ejercicio como tal sino apenas un pequeño cambio en nuestra forma de ver o pensar–, estas simples preguntas nos ofrecen algunas luces para iluminar estas conversaciones. ¿Qué significa la idea de "enfermedad" a los 4 años? A un niño pre-escolar quizás no le resulte útil si en nuestro intento por ser precisos le explicamos que la enfermedad es "crónica", que se llama "cáncer" o que es "terminal". Es más probable que le ayudemos a conformar una imagen si buscamos calificativos más sencillos, para los cuales sí tienen una referencia interna capaz de llenar de significado nuestra explicación. A los 3 o 4 años, los niños y niñas pueden diferenciar entre algo "grave" o "no grave", entre algo "malo" o "bueno", entre algo "fuerte" o "suave". Si a un adulto le comunicamos sin más que su familiar tiene una enfermedad "fuerte", no sería raro que nos mire con cara de quien necesita más información, incluso quizás se exaspere y nos exija ser más precisos. Con los niños es distinto. Cuando hablamos de la muerte necesitamos –ellos y ellas necesitan, a decir verdad– encontrar la explicación que les ayude a comprender, no el modo que a nosotros nos resulta más fácil para hablar.

En la infancia, el mundo se va presentando en capas y a través del desarrollo somos capaces de comprender cada vez más fenómenos y razones. Con la muerte sucede algo similar: los niños entienden el significado profundo de la muerte de a poco, desde lo mágico, reversible y ajeno hasta su cualidad eterna, universal e irreversible.[2] Ir comprendiendo la muerte como fenómeno es una de las tantas tareas de la ruta que une la infancia con la juventud. Que un niño de 3 años no perciba la muerte como algo eterno no es un problema; es más bien una realidad estrechamente vinculada a su capacidad cognitiva.

*

–¿Ves esa estrella?

–¿Cuál? ¿Esa?

–Sí, sí. Esa.

–Pero ¿cuál? ¿Esa que brilla o la de al lado?

–No, no. La de más allá.

–Bueno. A una de esas estrellas se fue tu mamá.

–Pero ¿a cuál? ¿A esa o a la de más allá?

Queremos comunicar, nos damos cuenta de que el niño necesita saber cosas concretas y nos preparamos como un alumno a punto de dar un examen con la profesora más exigente. Somos muy cuidadosos de las palabras que elegimos y, en ese cuidado, corremos uno de los riesgos más frecuentes: no llamar a las cosas por su verdadero nombre. "Se fue de viaje", "partió", "ya no está". Un sinfín

---

2. Es sabido que los niños comprenden la muerte según sus etapas evolutivas. Si bien estas etapas son móviles e intentan ser sólo un marco de referencia, su conocimiento facilita sobremanera el acercamiento a un niño que enfrenta una muerte, próxima o ajena.

de frases llenas de buenas intenciones pero a la vez complejas y exigentes, que ponen a los niños a "completar" lo no dicho, lo no aclarado. Se fue: ¿cuándo vuelve? Ya no está: ¿adónde está? Partió: ¿todavía me quiere?

Como personas adultas que acompañamos a niños y niñas en duelo, además de enfrentarnos a nuestro dolor por la pérdida, debemos hacer lo propio con nuestras creencias. A veces, esto significa provocar un movimiento, dudar al menos de que nuestra visión del tema, adulta, construida y emparchada, sea la que el niño necesita. Quizás podamos desconfiar de tanto mito sobre la infancia y la muerte: acaso los niños no se traumen tanto como uno escucha por ahí, acaso seamos los adultos quienes en el intento de cuidarlos del dolor les pongamos obstáculos a su comprensión del tema. Quién sabe si al fin de cuentas no son nuestras angustias las razones ocultas que nos hacen escatimar en charlas y palabras.

En relación a la muerte, los niños necesitan pocas cosas, pero sólidas: adultos capaces de acompañar, franqueza en la palabra y oportunidades para seguir aprendiendo y conociendo el mundo en el que viven.

*

"Anoche soñé con mi mamá. Me dijo que me quiere mucho y que siempre me va a cuidar. No sé por qué, pero en el sueño estaba muy linda, no tan flaquita como antes, cuando estaba enferma. ¿Me hacés una chocolatada?"

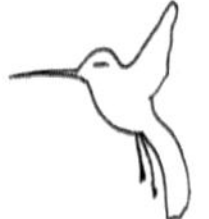

La importancia de dibujar la familia

Cuando era estudiante de Medicina, allá por cuarto o quinto año, cursé una materia de la cual sólo recuerdo una cosa: al profesor que la daba, un médico viejo y con el guardapolvo siempre abierto, que ponía un gran esfuerzo en transmitirnos que al momento de atender un paciente siempre debíamos preguntar por su familia. Cómo estaba compuesta, el nombre de cada uno de sus integrantes, quién vivía con quién o si alguien había muerto. No sé cuánto interés logró generarnos con aquella idea; éramos jóvenes desesperados por aprender cosas aparentemente más científicas, no banalidades como las relaciones humanas.

Intentaba transmitirnos algo obvio: la familia es ese tejido de relaciones a partir del cual todos, en mayor o menor medida, nos nutrimos, crecemos y desarrollamos. Aquel viejo médico, con la paciencia sabia de quien vio pasar numerosas generaciones de estudiantes atolondrados, nos enseñó un método para conocer mejor a las familias: el genograma. Parecía sencillo, a fin de cuentas no era más que un dibujo donde, a través de líneas, rayas y figuras geométricas, debíamos plasmar todos los integrantes de un grupo familiar, con sus vínculos y edades, con sus enfermedades y fallecimientos. Como la foto familiar en Navidad pero con lapicera sobre un papel. Yo, por las dudas, me comportaba cual universitario autómata: "Hay que conocer a la familia del paciente", anotaba en mi libreta de apuntes.

*

Los pacientes nos llegan a Cuidados Paliativos de múltiples y variadas maneras. En algunas oportunidades, son nuestros compañeros del hospital quienes los derivan, otras veces son las mismas personas quienes llegan hasta nuestro lugar porque alguien les contó, porque leyeron en algún lado que quizás podíamos ayudar, a veces llaman por teléfono, otras incluso por las redes sociales. También, a veces pasaba que llegaba alguien y preguntaba:

–¿Acá en Paliativos dan la vacuna de la fiebre amarilla?

–Hacemos muchas cosas, pero en Cuidados Paliativos por ahora no damos vacunas.

Y cuando esa persona se iba, sonreía, con la certeza de que al único que le parecía gracioso el chiste era a mí.

*

Nuestro primer encuentro fue unos días después de su cirugía. Los médicos de la sala de internación nos avisaron de un paciente que habían operado una semana atrás, si lo podíamos ir a ver porque estaba con mucho dolor.

Fuimos hasta la sala de internación a conocerlo. Una mujer lo acompañaba en silencio, sentada al lado de la cama. Cuando entramos, nos saludó con un movimiento de cabeza. Nos presentamos, le explicamos quiénes éramos y por qué lo habíamos ido a ver.

En Cuidados Paliativos, ir a atender a un paciente nuevo, en general, nos supone una tarea: explicar qué hacemos. Es curioso el quehacer paliativo; no veo que mis colegas de hospital anden todo el tiempo detallándoles a sus pacientes en qué consiste su especialidad. Ya se sabe qué hace cada uno, no se explica cada vez. Pero un paliativista, que puede ser un médico, una enfermera, un psicólogo o cualquier integrante del equipo, ¿a qué se dedica?

En Cuidados Paliativos nos ocupamos de varias cosas y a la vez no siempre es fácil explicar todo lo que hacemos. Andar diciéndole a un paciente que una de nuestras tareas es acompañar moribundos puede no ser la mejor idea cuando visitamos a uno que recién hace una semana sabe que tiene tal o cual enfermedad. Contarle a una paciente asustada –porque sabe que la muerte está cerca y no lo puede aceptar– que acompañaremos a su familia en la etapa del duelo puede resultar contraproducente. A veces, el cuidado paliativo es ofrecer una ayuda concreta.

–Hola. Somos del equipo de Cuidados Paliativos del hospital. Los cirujanos nos contaron que te operaron hace unos días y que estás con dolor. Quizás te podemos ayudar con ese tema. ¿Cómo estás hoy?

–Estoy un poco mejor que ayer, pero sigo dolorido. Me duele acá –dijo, señalando un rincón de su panza cubierto por una gasa.

Nos contó que la cirugía había sido larga, incluso más complicada de lo que habían previsto. Nos ocupamos de su dolor, le explicamos cuál creíamos que podía ser la causa y le indicamos unos calmantes. Le preguntamos a la mujer sentada cómo se llamaba. "Alicia. Soy su esposa", dijo, y bajó la mirada.

*

La recuperación de la cirugía llevó unos días y luego se pudo ir a su casa. A partir del momento del alta, perdimos contacto con él. Imaginamos que estaba bien, que se estaba recomponiendo. Muchas veces es así: Paliativos también es una relación en el tiempo, con épocas y épocas.

Pero un día, llegaron sin avisar. Habían pasado seis meses desde la operación. Los invitamos a pasar, le ofrecimos una silla pero eligió una de las camas. Se lo veía dolorido, pálido y visiblemente más delgado que la última vez que lo habíamos visitado. La esposa estaba tan silenciosa como siempre. A partir de ese momento, comenzamos a vernos con más frecuencia, algunas veces en el hospital y otras en su casa.

Una mañana nos llegó un mensaje de texto de sus familiares donde nos contaban que en un momento de la madrugada fueron a ver cómo estaba y lo encontraron sin respirar. Así, sin más. En su cara había quedado dibujada una mueca de calma. Nos llamaron para avisarnos lo que había pasado, pero por sobre todo, nos dijeron que no sabían qué hacer en este momento. Les dijimos que no nos tardaríamos más que unos minutos en llegar a su casa. Vivían a pocas cuadras del hospital. Nos subimos al auto y fuimos.

Cuando llegamos a la casa, vimos estacionado en la puerta un patrullero con dos policías parados en la vereda, desorientados, con unos papeles en la mano. Nos miraron raro al llegar, como si su profesión los obligara a actuar con ojos de desconfianza cada vez que ven a alguien por primera vez.

–¿Ustedes son...?

–Del hospital, del equipo de Cuidados Paliativos.

Perder a un ser querido no es sólo llorar, sufrir y lamentar, para uno o dos de la familia también supone llevar y traer papeles, coordinar trámites fúnebres. La Policía, por protocolo, por usos y costumbres o porque todos hacen fuerza para no hacerlo, son en general los responsables de constatar la muerte. Constatar la muerte: expresión curiosa si las hay.

Nos miraban con cara de aburrimiento. Les explicamos que nosotros podíamos firmar sin problemas el certificado de defunción, objetivo final por el que permanecían allí, esperando que llegara el médico de su fuerza, encargado y único capaz de "estampar su rúbrica" en un papel de esas características. Costó convencerlos, hicieron un par de llamados y se "retiraron", que es el verbo que los policías usan en general para decir que se "fueron".

Entramos a la casa. Las ventanas estaban empañadas y volvían la escena surrealista, como si el impedimento de ver hacia afuera se propusiera ser una metáfora de tanto sufrimiento.

El living estaba lleno de gestos rígidos y miradas apagadas. Adentro, la llovizna de afuera se oía como un constante retumbe; las gotas pegaban contra la chapa de un galponcito. Algunos lloraban, muchos miraban el piso y una mujer ofrecía té caliente.

Al entrar, vimos en un rincón a una persona acompañando a otra, angustiada. En el primer golpe de vista no pudimos detectar de quién era el llanto. Por un instante, el cuerpo que nos tapaba la visión se corrió unos centímetros y nos sacó la duda: era la esposa. Reconocimos su forma de llorar, profunda y silenciosa. Nos acercamos, la miramos y ella nos devolvió una mirada desteñida. Le dimos un abrazo.

Llegar a la casa de un muerto reciente es extraño y a veces, incómodo. Es evidente que no pertenecemos a la escena. El único permiso para estar ahí, en todo caso, es nuestro oficio de paliativistas y el camino recorrido. Aun así, es raro: hay mucha gente, intimidad, abunda el dolor y nosotros no somos más que extranjeros.

Se nos acercó un tipo a quien ya habíamos visto en alguna oportunidad, el hermano del difunto. Nos preguntó por la Policía. Le dijimos que habíamos logrado convencerlos de que se fueran, que nosotros nos podíamos encargar de los asuntos administrativos. Nos consultó si sabíamos cómo era el tema de la sala de velatorio. Hicimos unos llamados, juntamos datos, pedimos el carnet de la obra social y los asuntos de papeles se fueron acomodando rápidamente. Con la poca fuerza que le quedaba, nos dio las gracias por ocuparnos de lo que él llamó "la tarea pesada". Nos saludó, se fue y volvimos a quedar parados en el living. Para ese entonces, ya nadie reparaba en nosotros.

Vimos pasar otra cara conocida, un cuñado. Le preguntamos si podíamos entrar, señalando con un gesto la habitación desde donde la gente salía con más lágrimas de las que entraba.

"Sí, pasen. Ahí pueden saludar también a su esposa."

*

Durante varios segundos, preferimos no mirarnos. A veces pasan cosas extrañas, lo sabemos. Todos podríamos contar historias. Un encuentro casual en la calle, un llamado justo el día que no lo esperábamos, una billete de cien pesos en un bolsillo del pantalón. Algo mágico puede suceder en cualquier momento. Pero cuando lo imprevisto, lo bizarro, sucede en una situación donde la muerte o su inminencia es protagonista, las cosas se ponen distintas. El clima que envuelve a una muerte en general es tenso, incómodo. No hay margen –o quizás haya y no siempre lo encontramos– para esquivar el charco de la sorpresa con el saltito que permite el humor. El silencio es un manto con el que todos los presentes prefieren cubrirse.

"Ahí pueden saludar también a su esposa." ¿Escuchamos mal? ¿Dijo eso? Nos jugamos la última carta que nos quedaba para evitar entrar en esa dimensión paralela a la que nos quería llevar la situación: miramos para el rincón donde hacía segundos habíamos abrazado a aquella otra mujer. Quizás un error de cálculo. O tal vez no habían pasado segundos, sino los minutos necesarios para que ella pudiera atravesar el living y entrar a la habitación. Claro, debía ser eso. Seguro nos habíamos distraído mirando a los familiares.

Giramos a la vez, como una coreografía. Ella estaba ahí, casi en la misma posición en la que la habíamos dejado luego del abrazo, mirando el piso, con un pañuelo gastado, que no alcanzaba para secar más que las dos o tres lágrimas que aún faltaban caerle.

Surgió otra hipótesis: escuchamos mal. "Ahí pueden saludar a también a su esposa." "Esposa" suena a "Rosa". ¿Había alguna Rosa en la familia y no lo sabíamos? Se nos acababa el tiempo, no sé qué tiempo, quizás nos comenzaba a ganar la ansiedad.

Al entrar a la habitación, tímidamente pedimos permiso en voz alta, sabiendo que nadie nos estaba escuchando, una formalidad antes de entrar a un lugar tan íntimo como supone ser la cama de una persona que acaba de morir.

Conocíamos la habitación y sus detalles. Las últimas visitas en su casa habían transcurrido casi enteras allí. Con la primera mirada lo vimos a él, inerte, con ropa elegida y colocada para la ocasión. Una mujer estaba sentada en el borde de la cama, de espaldas a nosotros, mirando, contemplando, acompañando al que ya no estaba.

Giró la cabeza, nos miró y se puso de pie mecánicamente, quizás sabiendo que los abrazos son proclives a desorganizarse cuando una persona de las dos que abrazan está sentada y la otra parada. Al momento de ver su cara, la reconocimos: era ella. Hicimos todo de manera automática, sin pensar. Nos quedamos un ratito a su lado, le preguntamos cómo habían sido las últimas horas. Nos contestó cada pregunta con su vocecita débil, tímida, esa misma que le habíamos conocido en cada visita en el hospital.

Le dijimos, a modo de despedida, que podía contar con nosotros para lo que necesitara. Salimos de la habitación, atravesamos el living y llegamos a la vereda. Los policías ya no estaban.

Nos subimos al auto. Uno de nosotros prendió el estéreo, el pendrive eligió un disco que hacía mucho que no sonaba, uno de cumbia colombiana, una buena banda sonora para el momento. Manejamos las pocas cuadras hasta el hospital. Cuando estábamos por bajar del auto, mi compañero pronunció lo obvio, acaso el remate de lo que pudo haber sido nuestra experiencia más paliativa de realidad paralela o más paralela de realidad paliativa. Dijo lo que dijo y el hechizo desapareció, se hicieron las doce y el carruaje se volvió calabaza.

"Nunca hubiera imaginado que su esposa tuviera una hermana melliza. Deberíamos haber hecho el genograma. No sé, la próxima vez deberíamos preguntar mejor cómo está formada la familia."

A ustedes,
por recordarme en cuatro idiomas
que la vida y la muerte caminan de la mano.

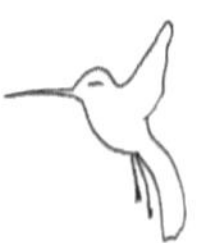

EL DOLOR DEL PRINCIPIO

Muchas de las personas que nos visitan en Cuidados Paliativos llegan con dolor. Duelen sus cuerpos, sus corazones, sus almas. Tocan la puerta y son dos, la persona y su dolor, como compañeros de ruta. Entonces, decimos "buen día" y al dolor lo hacemos entrar. Como a un invitado más le convidamos agua, le ofrecemos pasar al baño, le damos tiempo para recuperar el aliento cuando llega agitado. El dolor y sus mil caras: una frente fruncida, un labio haciendo fuerza o un brillo en la mirada.

El dolor puede ser un sonido, pero en general son muchos, distintos, arcaicos, mensajes lastimosos. En el mejor de los casos, el dolor será un emisario de un hueso partido, de una víscera incómoda o de la piel resquebrajada. Pero no siempre. A veces es apenas un eco, algo lejano e impreciso.

El dolor con voz de adulto encuentra palabras y provoca fastidios, explicaciones confusas sobre un origen probable, pedidos y más aún, clemencia para que de una vez por todas se mande a mudar, si total quién lo llamó. El dolor es esa llave que abre una charla profunda, el intento de dar sentido al padecer. Aunque no siempre. Otras veces es el paso antes de saltar al vacío, del sueño que no sueña, de la mirada fija en un punto en la pared.

Al dolor lo escuchamos, le preguntamos, lo revisamos. No estamos solos; también están los analgésicos que allá van, incansables, como soldaditos responsables pero también finitos, reprochándose cuando no alcanzan a terminar su tarea, temerosos de que les echen la culpa por el fracaso. Los remedios también miran películas de superhéroes y les encantaría tener superpoderes, pero al terminar el día, se miran al espejo y ven lo que son: simples pastillitas y jarabes en pantalones cortos.

El dolor, otras veces, tiene la voz de un niño y ahí la cosa se pone fulera. Las paredes se ablandan y se arquean, quién sabe si buscando ponerse más lejos, no vaya a ser cosa que también a ellas les duela. El dolor de la infancia no es dolor, es otra cosa, es la Naturaleza desordenada, como esas tardes de verano que se ponen frías y nos obligan a salir corriendo a buscar una campera. Sabemos que puede pasar, pero no es así como debería ser. "Enero no nació para esto", decimos y tiritamos. El dolor de un chico es muchas veces silencio, es como la niñez pero dada vuelta: un juguete tirado en un rincón, sin usar. Y ese dolor, cuando llora, lo hace bajito, como si sólo se lo dijera al oído a su mamá, o a su papá, a sus pieles conocidas. El dolor de un niño no acepta diminutivos, nunca jamás será un dolorcito.

Como sea, acá a la gente le duele, lo sabemos, nos preparamos para eso y nuestra tarea es hacer algo con ese dolor.

*

Haciendo zoom, estamos en una ciudad que creció desordenada y a la cual el talle de a poco le fue quedando chico; y dentro de esa ciudad, estamos en un hospital que se fue estirando como pudo, como tantos hospitales que crecen, que se fue levantando por etapas, con políticas públicas y créditos privados; y dentro de ese hospital, estamos en un sector viejo pero reciclado, con paredes pintadas con colores, con una calidez que aspira a ser calor de casa, que intenta disimular que al fin de cuentas es un hospital; y ahí dentro, tenemos un pasillo con habitaciones, salas, baños y la ilusión de aliviar algo, algún sufrimiento; y hacia el fondo, una habitación con pocos muebles, un sillón, un pie de suero y una cama con una ventana que da al lago, aunque no siempre se lo mire. Desde esa habitación, hoy sale un dolor que recorre el pasillo de lado a lado, rítmico, pulsátil.

Pero este es distinto a otros.

El dolor es un sonido y a fin de cuentas uno va haciéndose el oído. Conocemos su música, vamos descubriendo sus acordes y melodías. Pero el dolor de hoy es otro dolor, distinto al de todos los días, acaso uno de los sonidos más antiguos que vienen viajando a través del eco de los milenios.

Este dolor llega y se va, comienza y termina. Se enciende unos segundos y se apaga, como un faro que intenta decir algo. Nada más parecido al ir y venir del Sol o la primavera o la Luna. El dolor que escuchamos todos los días se queda, es permanente, es duradero. Este dibuja paisajes, sube y baja, entra y sale. Nosotros sabemos –en algún momento la Naturaleza nos lo dijo– que esta vez no hay que correr, que en todo caso tenemos que dejar que ese dolor alcance su destino. A este dolor hay que dejarlo ser. Y nuestra tentación por ir a acompañarlo tiene que quedarse mansita.

Por nuestros pasillos de Cuidados Paliativos caminan a diario profesionales de distintas áreas. Hoy es la primera vez que nos visita una partera: su cara y la nuestra fueron de sorpresa al vernos.

–¿Están acá?

–Sí, en la segunda habitación.

Tenemos dos habitaciones pintadas de lila, cada una con una cama, un perchero y un sillón. En ellas se recuestan cotidianamente personas con distintas enfermedades y padeceres: con un dolor fuerte que no calma, con ese cansancio profundo del cáncer o con las náuseas de la quimioterapia recién terminada o por llegar. Pero nunca, nunca antes había venido una mujer a hacer su trabajo de parto acá.

*

Días atrás, me había entrado un mensaje de texto en el cual uno de mis hermanos me pedía un favor: "Ale, la hija de un amigo de la época del colegio tuvo un accidente allá en Bariloche. Creo que están internados en el Hospital Zonal. ¿Podrás averiguar cómo están y mandarles un abrazo de mi parte?".

Fui a Pediatría a conocerlos y a mandarles el saludo. No tuve que ni preguntar dónde estaban, ni bien entré vi a un hombre joven sentado en el pasillo en una silla de plástico, calmo, en silencio. Me presenté, le dije que además de pediatra del hospital era hermano de. Nos saludamos y me contó cómo iban las cosas.

Habían pasado dos días desde el accidente. Desde entonces, él hacía guardias en los pasillos de la terapia intensiva pediátrica, esperando una novedad o un cambio que les permitiera ilusionarse. Su esposa, la mamá, era una mamá doble: afuera oía los sonidos de los respiradores que ayudaban a mantener la esperanza y adentro sentía, rítmico, el latido de sus treinta y ocho semanas de panza. Un hijo y una hija, uno a punto de nacer y la otra peleando por no morir.

Treinta y ocho semanas.

Estoy acostumbrado a conversar con madres y padres de niños y niñas con enfermedades graves o en situaciones críticas. Esa vez, me costó más de la cuenta. Su hija en terapia tenía la edad de mi hijo mayor y su bebé por llegar coincidía con mi segunda hija, también dentro de la panza, contando las semanas para salir. El papá y yo habíamos ido al mismo colegio –justo al mismo colegio– y la vida nos había puesto frente a frente, pero a él de un lado y a mí de otro. Yo podría haber sido él. No paraba de pensarlo.

Se los veía cansados, pero enteros. No solo enteros, sino íntegros, que no es lo mismo. Sus ojos tenían una chispa potente y silenciosa. Algunas semanas después, con la terapia intensiva quedando atrás en forma de recuerdo imborrable, ya en su casa y mientras comenzaban a enseñarle a su hija nuevamente a jugar, comer y decir, volví a ver esa mirada en ambos. Con ellos aprendí que esa mirada tiene nombre propio: esperanza.

Los invité a Paliativos a tomar un mate, a respirar otro aire y a descansar esa panza, que no paraba de crecer día a día. Paliativos a veces no es ni un remedio ni una explicación, es simplemente un lugar. Quizás por eso, por la familiaridad con el espacio, por las charlas y los mates que fuimos compartiendo, o los descansos pequeños y profundos que fueron teniendo, este lugar se convirtió un poco en su refugio.

Treinta y nueve, cuarenta semanas. Cuando la piel que cubría esa panza llegó a su límite y comenzó su efervescencia por explotar, decidieron venir a Paliativos a hacer el trabajo de parto.

–¿Y? ¿Cómo está? ¿Le falta mucho? ¿Podemos ayudar en algo?

–Está bien, dilatando. En un ratito la vamos a subir a Maternidad –nos dijeron las parteras con esa tranquilidad propia de quien conoce su oficio.

Fueron un par de horas. En algún momento acercamos un vaso de agua, pero más que nada ofrecimos silencio, compañía, acaso la paz que cada uno tenía adentro. Como sea, nos sentamos a esperar que las capas de la Tierra comenzaran a moverse, a abrirse de par en par, haciéndole lugar –y nunca mejor dicho "haciéndole lugar"– al que llegaba.

*

Hay dos momentos en la vida donde la cara cambia radicalmente su expresión: al principio y al final, como si dejara un cartel en la puerta con forma de mueca y se fuera volando a otro lugar. Pero estos dos momentos tienen una gran diferencia: en el nacimiento, la que cambia es la cara de la mamá, como si ella lo hiciera en nombre de quien está viniendo. Al morir, la cosa es distinta, la mueca es del que se va, siempre del que se va, y el resto apenas si tiene un papel de reparto. Alguna vez, alguien dijo –y si no, seguro alguien lo dirá–: "Nacer y morir es parecido. La gran diferencia es que no siempre nos morimos acompañados".

*

Hace unos días, recibí una visita inesperada en el hospital. Tocaron la puerta e hice pasar a un hombre, que venía con una niña y un bebé. El pequeño caminaba, con paso ancho, buscando equilibrio pero decidido. La niña llevaba puesto un gorro y sonreía entre tímida y pícara. Mientras ambos niños recorrían el lugar y se entretenían con algún juguete que encontraban, el papá y yo charlamos. Me contó que luego del accidente habían decidido volverse a Buenos Aires para la rehabilitación, que estaban unos días de paseo en Bariloche y que la mamá se había quedado en el hotel, terminando cosas del trabajo. El encuentro fue breve y nos dimos dos abrazos: uno al vernos y otro al despedirnos. Los acompañé hasta la puerta y me quedé mirando mientras se iban por el pasillo, flotando entre la sorpresa y la emoción atragantada por el encuentro.

Había pasado un poco más de un año desde la última vez que los había visto, o para ser más exacto: catorce meses, la edad del pequeño deambulador. Desde entonces, habían cambiado muchas cosas excepto una: la mirada de esa niña con gorro tenía el mismo brillo de esperanza que me habían enseñado tiempo atrás su papá y su mamá.

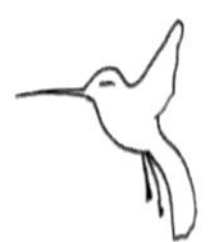

Epílogo:
¿Cómo se dice?
¿Paliativos o paleativos?

Alejandro Nespral

Antes me ponía mal cuando alguien escribía o decía Cuidados Paliativos con e: "paleativos". Admito que más de una vez lo corregí en algún papelito o en una historia clínica. Peor me iba cuando me decían: "Pero si paleativos viene de 'palear'. ¿Cómo no se va a escribir así?".

Trabajar en Cuidados Paliativos significa a veces que alguien me pregunte de qué trabajo, le explique y no me termine de entender. O que en una reunión, al momento de contar en qué consiste mi profesión, diga que atiendo a niños y adultos, algunos próximos a morir, y me miren raro, con esa expresión que tantas veces termina en el "No puedo entender cómo te podés dedicar a eso".

Alguna vez me contaron una historia: en la década del '60, dos mujeres que no se conocían, en dos continentes, pensaron e hicieron lo mismo al mismo tiempo: se dedicaron a atender moribundos. No sólo eso: comenzaron a aprender, enseñar y difundir algo novedoso, sin saber que pocas décadas después, con la fuerza que sólo tiene lo verdaderamente revolucionario, esa práctica se transformaría en un movimiento a escala mundial.

*

Cada vez que leo algo relacionado a aquel comienzo de los Cuidados Paliativos, imagino salas de hospitales larguísimas, no sé por qué larguísimas, donde la ciencia corre para un lado y estas dos señoras para otro, enfrentando las resistencias (¿las burlas?) de sus colegas, del sistema, de la época, en fin, haciendo nacer una contracultura: la filosofía del cuidado, llevando alivio a quien no se puede curar. Cicely Saunders en Inglaterra y Elisabeth Kübler Ross en Estados Unidos, las pioneras.

En una de las primeras clases de un curso, nos explicaron que la palabra "paliativo" proviene de *pallium*, vocablo del latín que significa "manta" o "cubierta". ¡Cuánto más poética resulta esta explicación! Una manta que cubre al enfermo versus una pala que palea, que entierra al muerto.

Durante mucho tiempo, cual soldado, me autoimpuse pelear a capa y espada esta cruzada gramatical. Me dediqué a corregir a todo aquel que elegía la letra "e" donde sólo había espacio para la "i". Tantas veces me indigné y llegué a pensar: *¿Tanto cuesta decirlo bien?* Sentía como si pasaran por encima de mi tarea de paliativista, como si al decir "paleativos" me pisotearan. En el cambio de esa letra, en ese detalle, yo sentía una afrenta.

En estos últimos años, me dediqué cada vez más a los Cuidados Paliativos. Junto a un gran equipo acompañamos a mucha gente y conocimos escuelas, historias, hogares y barrios. Y ya no tuve tanto tiempo para corregir pronunciaciones.

Hace poco fui al archivo del hospital a buscar dos historias clínicas. Arriba tenían una nota, escrita a mano, que decía: "Para cuidados paleativos". No me molestó (o al menos tanto). No atiné a corregirlo, ni a llamar imaginariamente a las secretarias del archivo para darles una clase magistral de etimología. Algo adentro mío había cambiado, quién sabe si el hecho de haber crecido o simplemente de haber dejado atrás una preocupación poco importante.

Los Cuidados Paliativos son un derecho que todavía permanece escondido, escatimado. Crecen pero necesitan seguir expandiéndose para poder llegar a más pacientes, familias y despertarse cada día, lavarse la cara y salir a intentar aliviar el sufrimiento de personas, tantas personas, con enfermedades graves y avanzadas que sufren de manera innecesaria.

AGRADECIMIENTOS

A cada persona que, visible o invisiblemente, formó parte de estas historias: por dejarme, al menos por un ratito, estar ahí cerca e intentar aprender. También a sus familiares, que tanto me enseñaron sobre el amor, las despedidas y el arte de cuidar. A todos ellos, mi sincero y profundo agradecimiento, especialmente a quienes ya no están.

A Mery, Cande y Guada, compañeras de IPA, por dibujar el camino que va desde el aire de las ideas hasta la tierra de las realidades. Pero sobre todo, por la amistad profunda.

A Melisa por aparecerse de golpe, por ayudarme a pensar, por su mirada precisa, por el compromiso y la confianza. En definitiva, por su magia capaz de transformar un par de relatos en este libro.

A Nadia, por volver a cruzarnos, y de la mejor manera: inventando.

A todos los compañeros y compañeras con quienes compartí estos años paliativos. Por hacerme un lugar en la ronda, por mostrarme rincones que no conocía de mi cabeza y mi corazón, y por señalarme el camino para llegar a tierra firme, en este mar a veces revoltoso que es el oficio de ser médico.

A Guada, por nunca cansarnos de jugar a ese juego que consiste en soñar juntos. Por mostrarme dos o tres colores que ni sabía que existían. Y por querernos tanto.

A mis dos hijos, por el brillo en la mirada y por hacerme otro, acaso mejor.

AN

ALEJANDRO NESPRAL nació en 1978 en Tartagal, Salta. Vivió hasta los 32 años en la Ciudad de Buenos Aires. Es médico pediatra y desde 2010 está radicado en Bariloche.

Su primer encuentro con los Cuidados Paliativos fue en 2007. Desde entonces, ha participado en numerosos proyectos educativos y de impacto comunitario dentro de este campo de la salud.

Es parte del Equipo de Cuidados Paliativos del Hospital Zonal Bariloche, al mismo tiempo que fundador y actual presidente de la Fundación Ideas Paliativas en Acción (IPA).

¿MORIR DUELE? es su primer libro.

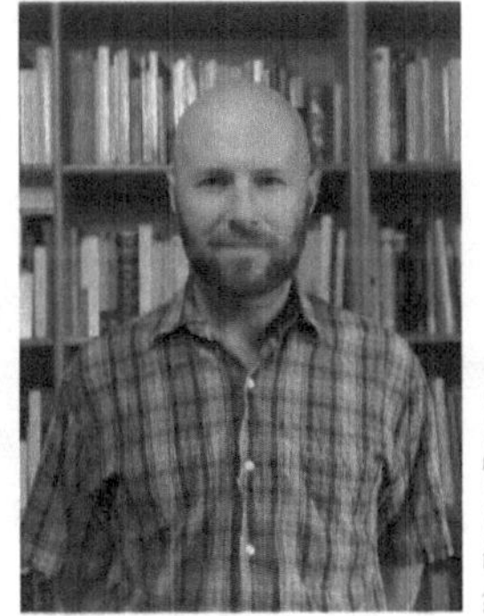

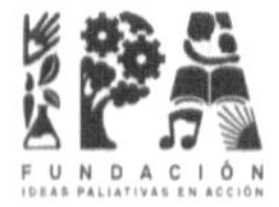
Fundación IPA es una ONG nacida en Bariloche en 2015. Tiene por tarea difundir y promover los Cuidados Paliativos a través de proyectos educativos, artísticos y de impacto comunitario.

BARILOCHE | RÍO NEGRO | ARGENTINA

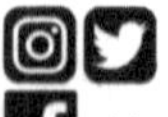 fundacionipa

ideas paliativas en acción

www.fundacionipa.org

Este libro se creó entre Río Negro, Córdoba y Santiago del Estero. Su primera edición en papel se imprimió en Buenos Aires en el otoño de 2019.

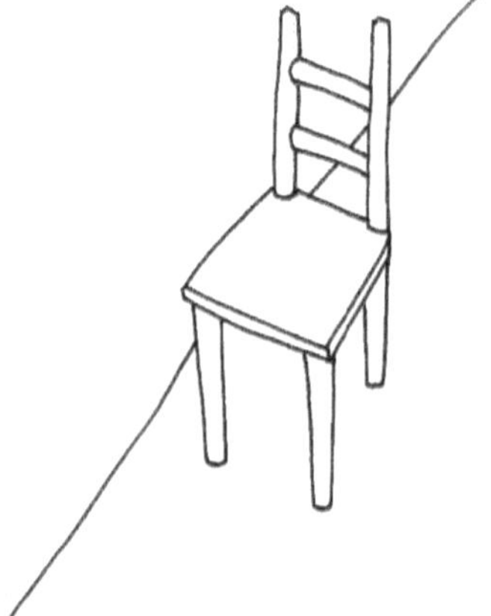